# ¿De Cuál Árbol Comes?

*El Propósito de Dios para tu Salud*

**¿De Cuál Árbol Comes?**

El Propósito de Dios para tu Salud

Por

Pablo Vega y Lincoln L. Hernández

Publicado por Publicadora Arbol

5235 Hoffner Avenue
Orlando, FL 32812

A menos que se indique lo contrario, el texto bíblico ha sido tomado de la versión Reina-Valera © 1960 Sociedades Bíblicas en América Latina; © renovada 1988 Sociedades Bíblicas Unidas. Utilizado con permiso.

© 2017 Pablo Vega y Lincoln L. Hernández

ISBN: 978-0-9988407-2-7

Impreso en los Estados Unidos de América

Diseño de portada: Luis Bravo/Bravogd.com

Fotografía: Fotolia.com

Por favor envié comentarios y sugerencias para mejoras a
decualarbolcomes@gmail.com

# Tabla de Contenidos

# PRÓLOGO

"El Propósito de Dios para tu Salud", saca a relucir verdades muy importantes. Dios nos creó seres tripartitos, compuestos de espíritu, alma y cuerpo. Aunque muchos cristianos hacen bien al ocuparse de su vida espiritual y buscan la sanidad interior de sus emociones, descuidan su cuerpo físico, y eso no es bueno. No cuidar nuestro cuerpo físico puede traer graves consecuencias, como agotamiento, enfermedad y hasta muerte prematura. Por comodidad, codicia, mucha actividad o desinformación, nuestra sociedad está viviendo las tristes consecuencias de la intervención del hombre en la creación. Se está alterando la composición de los alimentos y, por ende, la intención original de Dios para los alimentos, lo cual trae iniquidad. Esto refleja la soberbia del ser humano al creer que sus intenciones son superiores a las de Dios. La buena noticia para el lector es que la gracia y el poder sobrenatural de Dios están disponibles para que hagamos los cambios necesarios que este libro nos señala, a fin de vivir en salud total.

Dios nos ha llamado a vivir en salud divina, y para poder activarla, debemos entender la importancia de la buena alimentación, el ejercicio y el descanso. Necesitamos un liderazgo y una Iglesia físicamente saludable y fuerte para cumplir el llamado de Dios sobre nuestras vidas, y así extender el reino de Dios. Mi familia y yo valoramos el cuidado de la salud, porque tenemos la revelación de que somos templo del Espíritu Santo, según declara 1 Corintios 3:16. Esto lo enseño a mi congregación y a las iglesias bajo mi cobertura. Por eso, me alegra ver que mi hijo espiritual, el Pastor Pablo Vega, haya tomado de la unción para escribir que está sobre mí, para plasmar esa revelación en este importante libro, en el que comparte la autoría con el coach de estilo de vida Lincoln L. Hernández. El Pastor Pablo ha tenido experiencias de primera mano sobre el tema, y hemos sido testigos de cómo el Señor ha sanado su cuerpo y el de su esposa, poniendo en práctica mucho de lo que él aquí comparte. Por eso considero un privilegio el que me haya pedido escribir este prólogo, especialmente cuando el tema es de suma importancia para la humanidad.

Más que animarlo a que lea el libro, lo insto a poner en práctica cada uno de los consejos descritos en "El Propósito de Dios para tu Salud". Esto lo llevará a ver cambios positivos en su cuerpo, los cuales se reflejarán en su alma y en su vida espiritual. Todos debemos hacer cambios en nuestro estilo de vida para vivir en salud total. Solo así nos alinearemos a la voluntad de Dios en espíritu, alma y cuerpo, y cumpliremos nuestro propósito y llamado en la vida.

Apóstol Guillermo Maldonado

Ministerio Internacional El Rey Jesús

# PREFACIO

Mateo 6:33 describe con una simple y poderosa oración, una de las promesas bíblicas de mayor relevancia en el estilo de vida cristiano, *"Más buscad primeramente el reino de Dios y su justicia, y todas estas cosas os serán añadidas"*. De forma parecida podemos parafrasear, y resumir con convicción y simpleza la promesa de este libro, *buscad primeramente un estilo de vida saludable, y largos años gozosos de salud, libres de enfermedad y dolor os serán añadidos.*

Este libro nace de la convicción de que existe salud del espíritu, salud del alma y salud del cuerpo, y que la salud total del hombre proviene de un estilo de vida que ordena, balancea y alinea estas tres partes de manera congruente y armoniosa con el medio ambiente. Como veremos más adelante, la ciencia define la salud como un bienestar físico y mental, sin tomar en cuenta el espíritu ni el alma. Sin embargo, todas las enfermedades crónicas tienen raíces espirituales, almáticas y físicas, o una combinación de ellas.

Ignorar lo anterior nos lleva a pensar solo en lo físico, y nuestra primera reacción cuando enfrentamos un problema de salud es buscar un medicamento, jarabe, inyección, pomada, poción, pastilla o incluso una hierba que nos sane. Esto sucede porque asociamos las enfermedades y sus síntomas a la parte física del hombre, lo que conocemos como cuerpo, cuando en realidad, la mayoría de enfermedades tienen raíces espirituales y almáticas. Los humanos somos seres muy complejos. Fuimos creados a imagen y semejanza de Dios, y no podemos asumir el tema de la salud de forma mecánica. Por eso, en este libro tratamos la salud desde una perspectiva bíblica, partiendo del fundamento de que somos una tricotomía: espíritu, alma y cuerpo, y que ésta es afectada cuando se interrelaciona con el medio ambiente en que se desenvuelve.

No hay duda de que existen enfermedades cuyas raíces son naturales, y algunas de sus causas principales son el sedentarismo y la malnutrición moderna. Esta última es el resultado de la falta prolongada o la deficiencia de algunos nutrientes, o la ingesta excesiva y prolongada de otros, hasta llegar a niveles tóxicos para el cuerpo. Hoy nos enfrentamos al reto de escoger entre el árbol de la vida y el árbol de la muerte. La pregunta que le hacemos al lector es ¿de qué árbol comes? Cuando escogemos alimentos del árbol de la vida, alargamos nuestra vida saludable y libre de medicamentos; pero cuando escogemos del árbol de la muerte, acortamos los años de vida saludable, y cedemos el paso a los medicamentos y cirugías, hasta que estos se convierten en un estilo de vida. La salud es finalmente el precio que pagamos por elegir mal nuestras fuentes alimenticias.

La salud no se pierde de un día para otro. Toma años de abuso para que se desarrolle una enfermedad, e igualmente puede llevar años recuperarla. Para entender la urgencia con que tenemos que cambiar nuestro estilo de vida basta mirar a nuestro alrededor. La obesidad es común en el mundo y ha sido catalogada como enfermedad. Las enfermedades cardiovasculares y el cáncer son responsables de cuatro de cada cinco muertes en los Estados Unidos de América. Los costos de salud son exorbitantes. Para ponerlo en perspectiva, en el 2011 Estados Unidos invirtió $2.7 trillones de dólares en el cuidado de salud, mientras que el presupuesto del Departamento de Defensa ese mismo año fue de $680 millones de dólares. Es decir, el dinero que se invierte para proteger a los Estados Unidos de América en el mundo es menos del tres por ciento de lo que se invierte en el cuidado de salud.

Asimismo, las enfermedades crónicas que afectan a 160 millones de americanos, y que equivalen al 78 por ciento del costo de salud, son atribuidas a estilos de vida riesgosos y factores ambientales. Las estadísticas son alarmantes. Por primera vez en la historia se ha determinado que la generación actual tendrá una vida más corta que las de sus padres. El estilo de vida moderno se ha convertido en nuestro primer enemigo. Quien viva bajo el modelo de vida americano y piense que no se enfermará porque está inmune a estos hechos, terminará siendo parte de las estadísticas. Desafortunadamente, alrededor del mundo, ese estilo de vida poco a poco se ha venido adoptando.

La promesa de este libro es que ganes años de calidad de vida, para que seas prosperado y continúes sirviendo a tu familia, tu país, y sobre todo a tu Padre celestial. La salud es una promesa bíblica. Caleb a los 85 años se sentía con las mismas fuerzas y salud que cuando tenía 40, y guió al pueblo judío a la tierra prometida.

*Amado, yo deseo que tú seas prosperado en todas las cosas, y que tengas salud, así como prospera tu alma. —3 Juan 1:2*

Es posible vivir cien años de vida activa, libre de dolor, medicamentos e intervenciones quirúrgicas. Hoy declaramos que al finalizar la lectura de este libro, su vida querido lector, será totalmente transformada, y no será la misma persona. Su salud florecerá a medida que rompa las ataduras del pasado que lo han mantenido cautivo.

*No os conforméis a este siglo, sino transformaos por medio de la renovación de vuestro entendimiento, para que comprobéis cuál sea la buena voluntad de Dios, agradable y perfecta. —Romanos 12:2.*

Si está buscando salud, si se siente espiritualmente estancado o cree que el rumbo de su vida necesita un rompimiento, este libro es para usted. Este no es un libro de entretenimiento. No lo lea apresurado. Es un libro que reta el sentido común, las costumbres, y provoca la meditación y el cambio.

Ponga la tetera en la estufa, saque de la despensa el mejor té, y con la mejor disposición en su corazón, sumérjase en su lectura.

*Un cambio de estilo de vida comienza con un cambio de mente, por medio de una revelación divina que permite un rompimiento.*

# Dos Principios y Conceptos Fundamentales

## Capítulo 1

*La inteligencia divina que crea
es la misma que sana*

# Dos Principios y Conceptos Fundamentales

Todo estilo de vida es el resultado de comportamientos que son condicionados por valores y creencias que se interiorizan en nuestra vida. Entender y adoptar los dos principios y conceptos que se describen a continuación, son fundamentales para tener un estilo de vida saludable.

## Principio 1

### El cuerpo sana de adentro hacia afuera.

*La inteligencia divina de Dios que crea es la misma que sana*

Cuando un óvulo es fertilizado por un espermatozoide comienza un proceso increíble de división celular. Un óvulo fertilizado o cigoto es del tamaño del punto al final de esta oración. Después de dos semanas, el cigoto entra en su período embrionario y a las ocho semanas entra en el período fetal. Un embrión de cinco semanas tiene media pulgada de largo. Después de nueve semanas de desarrollo, asombrosamente, el feto tiene definido el cerebro, corazón, oídos, ojos, piernas, brazos, dientes, paladar y genitales. De esta forma tan bella y milagrosa se produce la manifestación de la inteligencia divina en nuestras vidas.

Esa inteligencia divina, capaz de desarrollar un "punto" en un feto de nueve semanas, es la inteligencia puesta por Dios en nuestro sistema nervioso para sanar nuestros cuerpos. De hecho, el primer sistema que se forma durante el período embrionario es el sistema nervioso, ya que a través del mismo se desarrolla, mantiene y sana el cuerpo humano. El sistema nervioso es un intrincado cordón de nervios que conecta el cerebro a todos los tejidos, células y órganos del cuerpo humano, a través de la columna vertebral. Por ejemplo, si una persona se corta un dedo, lo único que debe hacer es limpiar la herida para que no se infecte. Todo el trabajo de sanación lo hace la inteligencia divina puesta por Dios en el sistema nervioso, quien inmediatamente comanda células especializadas para que comiencen la labor de sanar el área afectada. Al cabo de unos días el dedo está totalmente sano. Dios no necesita ayuda para sanar el cuerpo humano, solo necesita un mayordomo que lo cuide con amor.

La inteligencia divina puesta por Dios en el sistema nervioso es la que sana el cuerpo humano.

Los medicamentos no son responsables de sanar el cuerpo, porque éste sana de adentro hacia afuera.

El cuerpo humano está provisto de una inteligencia divina para sanarse a sí mismo. Por tanto, las enfermedades crónicas, el dolor, el desasosiego, la depresión, el estrés y otras afecciones anuncian interferencia espiritual, mental, emocional o física. Quiere decir que, el fluir normal en el espíritu, alma y cuerpo está bloqueado.


# Principio 2

## La enfermedad no existe

*La enfermedad es un artificio creado por las tinieblas*
*para oscurecer la salud*

Dios creó al hombre como un ser perfecto, con salud, y es Su voluntad que vivamos sanos. La salud es nuestro activo natural más preciado, y si no la cuidamos la perdemos. La pérdida prematura de salud produce síntomas, y estos anuncian la presencia de enfermedades. Cuando hablamos de enfermedades en este libro, nos estamos refiriendo a enfermedades crónicas y graves, no a enfermedades endémicas, epidemias o enfermedades producidas por agentes patógenos, tales como virus o bacterias.

Por lo general, las enfermedades son etiquetas que se les asignan a determinados grupos de síntomas de pérdida de salud. Por consiguiente, las enfermedades crónicas y graves como "entes" no existen. Es imprescindible entender que debemos concentrarnos en buscar la salud perdida y no enfocarnos en el fantasma de la enfermedad. Las enfermedades graves tienen un rápido comienzo y son de corta duración. En cambio, las enfermedades crónicas tienen larga duración y se pueden controlar, pero no curar. Algunos ejemplos de enfermedades crónicas son la artritis, la hipertensión, el cáncer, la diabetes y ciertas enfermedades cardiovasculares.

¿Qué hecho bíblico sustenta la noción de que las enfermedades crónicas y graves no existen? En el capítulo 3 de Génesis, después que Adán fue expulsado del Edén, vemos que se introduce la muerte en la creación como consecuencia del acto de desobediencia de Adán y Eva.

*Y dijo Jehová Dios: He aquí el hombre es como uno de nosotros, sabiendo el bien y el mal; ahora, pues, que no alargue su mano, y tome también del árbol de la vida, y coma, y viva para siempre. —Génesis 3:22*

Cuando la Biblia dice, "*...que no alargue su mano, y tome también del árbol de la vida, y coma, y viva para siempre*", allí hay implícita una declaración de muerte. Pese a eso, la muerte no es parte del diseño original de Dios. Esta aparece en la creación como consecuencia del pecado. Debido a esa condena de muerte pronunciada en Génesis 3, todo ser desde que llega al mundo, comienza un ciclo de vida con fecha de expiración, siendo invadido por enfermedades. Sin embargo, sabemos que Jesús pagó un alto precio en la cruz para que vivamos sanos.

La enfermedad como "ente" es un artificio instaurado por las tinieblas, y el enemigo se ha dado a la tarea de oscurecer todo lo relacionado a la salud en el mundo. Ha puesto un velo sobre la salud, que influencia las instituciones educativas, la iglesia, los hospitales, la industria alimenticia y las organizaciones gubernamentales. Su propósito es mantener a las personas preocupadas y afanadas por la enfermedad, los achaques, dolencias y padecimientos, para seguir engañosamente ejerciendo control sobre sus vidas.

Por eso vemos que el promedio de vida de un americano es de apenas 77.6 años, mientras que los de mayor expectativa de vida son los habitantes de Andorra, con 83.5 años. Le sigue Japón con 82 años, España con 81, la región de Hong Kong en China con 81.6 años, Islandia con 80.7 años, y Suiza con 80.5 años.

¿Qué podemos hacer para restablecer la salud? Adoptar un estilo de vida que le permita a nuestro organismo ejercer sus funciones con normalidad. La pérdida de salud con frecuencia ocurre después de años de haber abusado del cuerpo, y se manifiesta por medio de dolores o el mal funcionamiento de los órganos. Es triste cuando nuestra expectativa de vida es acortada porque un órgano o sistema vital colapsa antes de tiempo, robándonos 20, 30 y hasta 40 años. Debemos irnos de este mundo cuando Dios nos llame, después de haber cumplido el propósito para el cual fuimos creados; no cuando el enemigo nos lo imponga.

En este libro hablaremos acerca de los buenos hábitos, valores y pensamientos que tienen las personas con estilos de vida saludables. La intención es sacar a luz lo que ha permanecido oculto, ya que esto hace que se rompa el poder y el yugo que nos mantiene cautivos a la enfermedad.

*Y conoceréis la verdad, y la verdad os hará libres. —Juan 8:32*

## Medite sobre estos puntos

Busque y elimine las causas de la enfermedad en lugar de tratar sus efectos. Cuando hallemos la causa encontraremos la cura. La enfermedad la creamos a diario con nuestro estilo de vida. Por consiguiente, no hay atajos. La solución es el cambio.

No se enfoque en la enfermedad; no persiga un fantasma que no existe. Los síntomas de la enfermedad no son el problema. Trabaje con su médico de cabecera y su pastor o asesor espiritual para identificar los cambios de estilo vida que debe hacer. Utilice todo tratamiento médico de manera temporal. Siempre que sea posible, el objetivo debe ser restaurar la salud sin usar medicamentos.

Enfóquese en buscar las causas de la enfermedad, porque en la causa está la cura. La cura no está en la sanación de los síntomas. Identifique lo que perdió, lo que está faltando en su vida y haga cambios permanentes en su estilo de vida para recuperar la salud perdida.

# Definición 1

# La enfermedad

*La ausencia de algo que necesitamos*

Para evitar la enfermedad y buscar la salud, primeramente, debemos saber lo que estos conceptos significan. No podemos buscar salud si no sabemos lo que estamos buscando. De la misma forma, no podremos evitar la enfermedad si no conocemos lo que queremos evitar.

Existen dos formas de definir lo que es enfermedad: (1) La existencia de algo que no se desea. (2) La ausencia de algo que necesitamos. Para ilustrar mejor esto, tomemos prestado del inglés el vocablo "disease" que en español significa "enfermedad". Comúnmente se define "disease" como un conjunto de señales o síntomas que han sido etiquetados con un nombre (por ejemplo, cáncer). Esta definición implica que existe un ente foráneo en nuestro cuerpo, y nuestro objetivo debe ser destruirlo usando medicamentos, terapias, o en algunos casos, mediante la cirugía.

Si vamos a la raíz de esta palabra, vemos que "dis" significa falta o ausencia, y "ease" significa facilidad, tranquilidad, calma. Lo que quiere decir que "disease" o "enfermedad" viene a ser la falta de tranquilidad, calma, quietud y normalidad. Es la falta de algo que se perdió y que es necesario recobrarlo. También podemos definir "disease" o "enfermedad" como la *"ausencia de algo que necesitamos"*; la ausencia de Dios; la carencia de pensamientos y emociones positivas y edificantes; la obstrucción o bloqueo del flujo divino en nuestro sistema de vida; la carencia de nutrición apropiada, la falta de funcionamiento adecuado, o la ausencia de un ambiente interior puro y santo.

Si vemos la enfermedad como *"la existencia de algo que no se desea",* nos acostumbraremos a usar medicamentos, inyecciones, vacunas, ungüentos, jarabes y terapias, o recurriremos a intervenciones quirúrgicas con el propósito de erradicar la enfermedad. De esta manera nos estaremos enfocando en los síntomas de la enfermedad en lugar de buscar las causas. Si por el contrario vemos la enfermedad como *"la ausencia de algo que necesitamos",* buscaremos lo que nos hace falta para tener salud completa. Nos enfocaremos en buscar la causa u origen del quebrantamiento de nuestra salud, adoptaremos un mejor estilo de vida y aprenderemos a darle la primera oportunidad al "médico" que reside en nosotros, para que haga su trabajo de sanación. Nuestro cuerpo tiene dentro al médico perfecto con los medicamentos perfectos.

## *Medite sobre estos puntos*

Si vemos la enfermedad como la existencia en nuestro cuerpo de algo que no se desea, nos acostumbraremos a usar medicamentos.

Si vemos la enfermedad como la ausencia de algo que necesitamos, buscaremos lo que nos hace falta para completar nuestra salud.

La enfermedad es *"la ausencia de algo que se perdió y es necesario restablecer para recuperar la salud"*; es la ausencia de Dios; la carencia de pensamientos y emociones positivas y edificantes; la obstrucción o bloqueo del flujo divino en nuestro sistema de vida, la desnutrición, la falta de funcionamiento adecuado, la falta de movimiento corporal, al igual que la ausencia de un ambiente interior puro y santo.

# Definición 2

# La salud

*La salud no es un destino al que llegar, sino la mejor forma de viajar*

La Organización Mundial de la Salud (OMS) define la salud como: "la condición de todo ser vivo que goza de un absoluto bienestar tanto a nivel físico como a nivel mental y social. Es decir, el concepto de salud no sólo da cuenta de la no aparición de enfermedades o afecciones, sino que va más allá de eso. En otras palabras, la idea de salud puede ser explicada como el grado de eficiencia del metabolismo y las funciones de un ser vivo a escala micro (celular) y macro (social)".

Esta definición deja por fuera al componente más importante del hombre: el espíritu. Según la Biblia, fuimos diseñados por Dios como seres tripartitos. De acuerdo con esto, el hombre es un espíritu que tiene un alma y vive dentro de un cuerpo físico.

*Y el mismo Dios de paz os santifique por completo; y todo vuestro ser, espíritu, alma y cuerpo, sea guardado irreprensible para la venida de nuestro Señor Jesucristo. —1 Tesalonicenses 5:23*

En el plano natural la salud involucra el cuerpo, los pensamientos, las emociones, su interacción    social y su interacción con el medio ambiente. En el plano espiritual, la salud involucra el espíritu y su interacción con Dios, Su palabra y Sus principios divinos. El hombre es espíritu, alma y cuerpo que interactúa con Dios y con su creación o medio ambiente.

En base a estas realidades redefinamos la "Salud Total" como se expresa a continuación:

La salud total es el nivel de eficacia funcional y metabólica de una persona, tanto a nivel micro celular como a nivel macro social y espiritual; propulsado por la perfecta alineación de su espíritu, alma y cuerpo con la Palabra de Dios, su diseño original (libre de interferencias) y la perfecta interacción con el medio ambiente para lograr su propósito o llamado.

Conforme a esto, podemos decir que una persona que funcione bien físicamente y no padezca de dolor o enfermedad física, pero que sea incrédula, que no tenga fe o que viva en pecado, es una persona enferma. La salud total es el "boleto" para lograr su propósito o llamado y su salvación.

La salud física es funcionamiento orgánico al cien por ciento. Mientras mejor funcionamos orgánicamente, más salud física tenemos. La salud física es uno de los componentes de la salud total, y es necesario que exista buen funcionamiento orgánico para disfrutar de salud plena.

La salud no se debe medir en función de cómo nos sentimos. El dolor y los síntomas son los peores indicadores de la buena salud. De hecho, una persona puede sentirse muy bien y estar enferma. En el 60 por ciento de casos, el primer síntoma de enfermedad cardiovascular es un ataque del corazón. Una persona puede sentirse muy bien, y de repente caer al suelo muerta debido a un ataque fulminante del corazón. Las enfermedades no se producen de un día para otro, sino que se forman a través del tiempo. Toma años de abuso y negligencia para que los síntomas de enfermedades degenerativas se hagan aparentes. Por ejemplo, puede que no aparezcan síntomas de fallo renal, tales como edemas, hasta que más del 75 por ciento del funcionamiento de los riñones esté comprometido.

### ¡La salud no es un destino al que llegar sino la mejor forma de viajar!

La salud es una búsqueda constante de mejores hábitos, mejor comunión con Dios, mejores fuentes alimenticias para nuestro cuerpo; de ambientes naturales con agua y oxígeno puro; de ejercicios, pensamientos y emociones puras y santas, y de relaciones personales edificantes.

*No que lo haya alcanzado ya, ni que ya sea perfecto; sino que prosigo, por ver si logro asir aquello para lo cual fui también asido por Cristo Jesús. Hermanos, yo mismo no pretendo haberlo ya alcanzado; pero una cosa hago: olvidando ciertamente lo que queda atrás, y extendiéndome a lo que está delante, prosigo a la meta, al premio del supremo llamamiento de Dios en Cristo Jesús. —Filipenses 3:12-14*

La perspectiva bíblica de la salud integral no es solamente un "estado de" sino un "proceso hacia" el disfrute pleno de la vida abundante. La salud integral es un privilegio ganado en la cruz, que se logra al cumplir nuestras obligaciones con el templo del Espíritu Santo.

La salud es un estilo de vida en constante renovación. Lo que es verdad para el espíritu también es verdad para el alma y el cuerpo. Las cosas que hacen a una persona saludable a los veinte años, no son necesariamente las mismas que la hacen saludable a los treinta o cuarenta. Las demandas nutricionales de un joven de 18 años para soportar su crecimiento y desarrollo son diferentes a las demandas nutricionales de manutención de un adulto de cuarenta años.

*No os conforméis a este siglo, sino transformaos por medio de la renovación de vuestro entendimiento, para que comprobéis cuál sea la buena voluntad de Dios, agradable y perfecta. —Romanos 12:2*

## Características de la salud

La salud tiene características muy importantes, a saber:

La salud es totalmente gratis. Lo que cuesta dinero es la enfermedad. El estilo de vida de una persona saludable, aunque coma orgánico, no es más costoso que otros estilos de vida. Frutas y vegetales naturales son los alimentos menos costosos. Por mucho que invierta una persona en su salud, esto siempre será más barato que financiar una enfermedad. De hecho, de acuerdo con los datos publicados por la Agencia "Healthcare Research and Quality", la estancia hospitalaria promedio en USA cuesta unos $ 10.000. El 60 por ciento de las causas de bancarrota en Estados Unidos son por cuentas médicas, pese a que el 77 por ciento de esas personas cuenta con seguros de salud.

La buena salud cuesta mucho sacrificio, lograrla y mantenerla. Requiere crucificar la carne constantemente a fin de adquirir un estilo de vida saludable. La salud requiere invertir tiempo para ejercitarnos, investigar tópicos de interés, educarnos acerca de cómo funciona el cuerpo humano, asistir a talleres y charlas de salud, cocinar comidas saludables, comprar productos de uso personal higiénicos, preparar y empacar el almuerzo para llevarlo al trabajo, salir de compras y comprar comida fresca según la temporada. En resumen, la salud requiere una inversión personal y convertirnos junto con el Espíritu Santo en los doctores de nuestro cuerpo.

La prevención de enfermedades como tal no existe. Lo que existe se puede calificar más apropiadamente como la detección temprana de síntomas, por lo que la verdadera prevención de enfermedades consiste en adoptar y mantener un estilo de vida saludable. Cuando se pierde la salud se pierde todo. La salud es nuestra más preciada posesión y al valorarla como tal, nos convertimos en mayordomos de la misma.

Los medicamentos han jugado y continuarán jugando un papel fundamental en nuestra sociedad. Las medicinas han salvado muchas vidas cuando han sido empleadas correctamente, pero el abuso de las mismas ha causado la muerte de muchas personas. Solo se trata de darles el uso correcto para el que fueron diseñadas. En términos generales, su uso debe tener un carácter temporal. Con algunas excepciones los medicamentos deben usarse temporalmente, durante las emergencias. Una vez que la persona está estabilizada, hay que determinar y remover las causas que ocasionaron la emergencia y terminar con el uso de fármacos.

Por ejemplo, la solución para un paciente dado de alta en un hospital por un infarto al corazón es cambiar su estilo de vida, en lugar de continuar haciendo lo mismo y tomar para siempre medicamentos para reducir el colesterol y diluir la sangre. De igual forma, la obesidad es muy conocida como causa de alta presión arterial. Si una persona es hipertensa a causa del sobrepeso, la solución es reducir su peso, en lugar de tomar medicamentos para controlar la presión arterial de por vida, y seguir con la comida chatarra (productos con demasiadas calorías y bajo valor nutritivo).

Un estudio de EPIC (European Prospective Investigation into Cancer and Nutrition), publicado en la revista "Archives of Internal Medicine" estudió la adherencia de 23 mil personas a cuatro comportamientos básicos de salud: no fumar, ejercitarse 3.5 horas a la semana, comer saludable, y mantener un índice de masa corporal (peso) saludable (IMC < 30). El estudio concluyó que estos cuatro comportamientos pueden prevenir en 93 por ciento la diabetes, en 81 por ciento los ataques al corazón, en 50 por ciento los accidentes cerebro-vasculares y en 36 por ciento el cáncer.

Asimismo, en un artículo recientemente publicado por Mark A. Hyman, Dean Ornish y Michael Roizen, en "Lifestyle Medicine" (Medicina de Estilo de Vida), estos médicos reclaman que los malos estilos de vida no hayan sido reconocidos como un problema clínico y médico; por el contrario, argumentan que se ven como un problema de salud pública. Es decir que caen en la misma categoría de la malaria, el paludismo, la tuberculosis o el agua contaminada, los cuales son responsabilidad del estado.

～～

## Medite sobre estos puntos

La salud total es el nivel de eficacia funcional y metabólica de una persona tanto a nivel micro celular como a nivel macro social y espiritual. Este nivel es propulsado por la perfecta alineación del espíritu, alma y cuerpo con la palabra de Dios, su diseño original y la perfecta interacción con el medio ambiente, a fin de lograr su propósito o llamado.

La salud física es uno de los componentes de la salud total, y revela que el funcionamiento orgánico está al cien por ciento. Mientras mejor funcionamos orgánicamente más salud física tenemos.

La salud es un viaje no un destino. Sin embargo, es un estilo de vida en constante renovación. Las cosas que hacen a una persona saludable a los veinte años no necesariamente la mantienen saludable a medida que los años pasan. La salud es completamente gratis; lo costoso es la enfermedad. La buena salud requiere sacrificio e inversión personal de tiempo y esfuerzo para alcanzarla y luego mantenerla.

En términos generales, el uso de medicamentos debe ser circunstancial. Salvo algunas excepciones, los medicamentos deben usarse temporalmente; solo en emergencias. Una vez que la persona está estabilizada, hay que determinar y remover las causas que ocasionaron la emergencia, y cesar el uso de medicinas.

En realidad, la prevención de enfermedades no existe. Lo que existe se puede calificar más apropiadamente como la detección temprana de ciertos síntomas. De ahí que la verdadera prevención de enfermedades consiste en adoptar y mantener de continuo un estilo de vida saludable.

Los servicios de salud preventivos de enfermedades tienen que ser buscados fuera del sistema de seguros, hospitales y de los médicos. Además, tiene que estar dispuesto a pagarlos de su propio bolsillo, porque los seguros no cubren el cuidado preventivo.

*¡Cuando se pierde la salud se pierde todo! La salud es nuestra más preciada posesión y al valorarla como tal, nos convertimos en mayordomos de la misma.*

# El Plan y Diseño Original

## Capítulo 2

*Los vegetales y frutas fueron
el medio de sustento en el Edén,
y mantuvieron la vida
en estado incorruptible.*

# El Plan y Diseño Original

*Las respuestas están en el espíritu, el alma y el cuerpo*

El propósito de este capítulo es comparar y contrastar el plan y diseño original del hombre con el estilo de vida moderno. De esta manera lograremos entender las diferencias de comportamiento, maneras de pensar, filosofías, fortalezas y creencias cotidianas, que esconden o enmascaran las causas de los problemas de salud y las enfermedades.

Hoy en día resulta bastante difícil conseguir en el mercado, o dentro de la industria de la salud, un estándar, modelo, guía o patrón confiable que se pueda utilizar para saber si le estamos dando el uso adecuado a nuestro cuerpo. Sería algo similar al manual del usuario de un artefacto eléctrico, que describe su propósito, uso adecuado, fuentes de energía, y una sección de potenciales problemas y soluciones. En cambio, lo que hay a nuestro alcance es diversa y abundante información acerca de dietas, noticias, libros y artículos sobre salud, algunas de las cuales muchas veces resultan contradictorias.

Si algo hemos aprendido, es a dudar de lo que se nos dice. Generalmente el propósito de la información es tomar ventaja dentro del mercadeo de productos y servicios. El Departamento de Agricultura de Estados Unidos publica desde 1992 una guía de nutrición bajo el nombre de la Pirámide Alimenticia. Sin embargo, después de varios ensayos y errores significativos, todavía no consigue dar una guía de nutrición imparcial y adecuada.

Pregunta: ¿Existe un manual del ser humano, que realmente sea confiable?

Respuesta: Sí existe. Es uno de los manuales más viejos en el mercado, y el más leído en todo el mundo. Se llama ¡Biblia! En ella, el Creador nos da el plan y diseño original para el que fuimos creados.

# La tricotomía del hombre

Según la Biblia, fuimos diseñados por Dios como seres tripartitos. Por eso dice: *"Y el mismo Dios de paz os santifique por completo; y todo vuestro ser, espíritu, alma y cuerpo, sea guardado irreprensible para la venida de nuestro Señor Jesucristo"* (1 Tesalonicenses 5:23).

Según esto, el hombre es un espíritu, que tiene un alma y vive dentro de un cuerpo físico. Cada una de estas partes tiene divisiones, las cuales están estrechamente vinculadas. El espíritu es el hombre interior del ser humano que nos permite comunicarnos con Dios. El alma es el asiento de la voluntad, las emociones y los pensamientos. El cuerpo físico es el asiento de los deseos y pasiones naturales, así como el medio que usa el alma y el espíritu para proyectarse al mundo.

Existe un orden divino entre estas tres partes. El espíritu, bajo la autoridad y control del Espíritu Santo, es quien lidera el alma y el cuerpo; no es como algunos consideran, que el alma y el cuerpo lideran el espíritu. Como el orden divino es espíritu, alma y cuerpo, para buscar la raíz de las enfermedades se debe comenzar primero con el espíritu, luego seguir con el alma y por último con el cuerpo. Así, el primer doctor que hay que visitar es al Espíritu Santo. Quien no tenga la guía del Espíritu Santo estará mal asistido. Estas tres partes a pesar de ser entes separados, trabajan en conjunto y tienen dependencia una con las otras. En otras palabras, una afección psíquica (llámese emoción) puede transformarse inconscientemente en una afección orgánica (del cuerpo).

No obstante, muchas enfermedades son psicosomáticas. Somatizar es el proceso de transformar una afección psíquica en afección orgánica, es decir que comienza en la mente y termina en el cuerpo. Lo mismo sucede con el espíritu, pues las enfermedades espirituales con el tiempo se reflejan y se manifiestan como enfermedades del cuerpo. De la misma manera, las afecciones físicas del cuerpo afectan la mente y el espíritu.

*La lámpara del cuerpo es el ojo; cuando tu ojo es bueno, también todo tu cuerpo está lleno de luz; pero cuando tu ojo es maligno, también tu cuerpo está en tinieblas. —Lucas 11:34*

El espíritu y el alma se reflejan en el cuerpo y a través de los ojos condicionan lo que vemos. Cuando tu ojo es bueno, buscas estilos de vida buenos, lees buenos libros, investigas tópicos de importancia e interés para tu salud, y vives en abundante salud. Es por esto que la salud debe ser tratada holísticamente. Este punto, por ser tan importante entenderlo, lo trataremos en detalle más adelante.

Muchos de los profesionales del cuidado de la salud, sobre todo los de mayor experiencia, reconocen la existencia de enfermedades cuyas raíces son emocionales y/o mentales, pero no reconocen la raíz de los problemas espirituales. Otros reconocen que hay otros factores que van más allá de lo natural (factores espirituales), pero no tienen conocimiento, ni revelación para abordar este asunto.

~~~

## Medite sobre estos puntos

La salud debe ser enfocada integralmente. Toda intervención en el ser humano para alcanzar la salud máxima o para tratar cualquier tipo de enfermedad, debe ser efectuada tomando en consideración la tricotomía del hombre, su diseño original y su interacción con el medio ambiente.

Las enfermedades pueden tener raíces espirituales, emocionales, mentales, físicas, o una combinación de las mismas. Si la raíz de la enfermedad es espiritual, emocional o mental, difícilmente podrá ser sanada tratando los síntomas físicos. La medicina alivia los síntomas externos, pero al menguar su efecto, vuelve la enfermedad.

Quien no cree y busca a Dios está mal asistido, porque los síntomas físicos de enfermedades espirituales, como veremos más adelante, solo pueden ser sanados espiritualmente.

Para buscar la raíz de las enfermedades se deben comenzar a buscar respuestas, primero en el espíritu, luego seguir con el alma, y por ultimo con el cuerpo. El primer doctor que hay que buscar es el Espíritu Santo.

# Un plan original y otro complementario

En el plan original de Dios estuvo que el hombre fuera vegetariano. Es lógico pensar que si en el Edén solo existía vida eterna, es decir no existía la muerte, entonces no tenía sentido matar y comer animales. En el Edén el hombre vivía en un estado incorruptible y de salud perfecta, y el régimen alimenticio creado por Dios para sostener ese estilo de vida eterna estaba basado en vegetales y frutas. Repito, los vegetales y las frutas fueron el medio de sustento original que Jehová diseñó para nutrir y mantener en estado incorruptible a Su pueblo santo. ¿Cómo sabemos esto? Porque Dios dijo: *He aquí que os he dado toda planta que da semilla, que está sobre toda la tierra, y todo árbol en que hay fruto y que da semilla; os serán para comer* (Génesis 1:29).

De hecho, en el ambiente inmaculado del Edén, aún los animales fueron diseñados para que se alimentaran del reino vegetal. Dice la Biblia que, "*...a toda bestia de la tierra, y a todas las aves de los cielos, y a todo lo que se arrastra sobre la tierra, en que hay vida, toda planta verde les será para comer...*" (Génesis 1:30).

A pesar de la caída del hombre, Dios todavía requería una dieta libre de carne. Así nuestro Creador dijo a la primera pareja después de su caída: "*Espinos y cardos te producirá* [la tierra]*, y comerás plantas del campo*" (Génesis 3:18). El plan de Dios para el hombre incluía que éste fuera omnívoro; es decir que se pudiera alimentar de toda clase de sustancias orgánicas, tanto animales como vegetales. Después que la vegetación fue totalmente destruida por el diluvio y Noé salió del arca, Dios permitió que la humanidad comiera carne, con una sola restricción: no comerla con sangre.

*Todo lo que se mueve y vive, os será para mantenimiento: así como las legumbres y plantas verdes, os lo he dado todo. Pero carne con su vida, que es su sangre, no comeréis. —Génesis 9:3-4*

Los que vivieron durante este período vegetariano, desde Adán hasta Noé, tuvieron larga vida. Adán vivió 930 años, Set 912, Enós 905, Caínán 910, Mahalaleel 895, Jared 962, Matusalén 969 y Lamec 777 años. Después del diluvio la humanidad comenzó a tener períodos de vida más cortos. Abraham vivió 175 años y Moisés 120 años. Aunque no se pueden acreditar los largos años de vida de este período solamente a

17

la dieta vegetariana, sí se puede decir que una de las principales razones fue la dieta.

Desde la creación, el hombre ha podido subsistir comiendo alimentos tanto vegetales como animales. No obstante, está comprobado que nuestra anatomía funciona de manera más efectiva y eficiente cuando consumimos productos vegetales. El consumo de productos animales no es lo más saludable. Lo recomendable es comer de ambos, de manera balanceada y en la proporción correcta.

Ahora veamos otros rasgos físicos que validan lo dicho antes. Los primates no humanos, como los gorilas y los orangutanes, son omnívoros. Ellos comen principalmente vegetales y frutas, y en raras ocasiones consumen pequeños animales. El gorila consume solo 1% de sus calorías de alimentos animales. El orangután consume 2% de sus calorías de alimentos animales. Sin embargo, los humanos tendemos a consumir más del 50% de nuestras calorías de fuentes animales. Dependiendo de nuestro organismo, lo ideal sería consumir entre 10 y 15 por ciento de nuestras calorías de productos animales.

Los seres carnívoros desgarran la comida mientras que los seres humanos mastican la comida. Los seres humanos solo tenemos 4 caninos cortos que se usan para comer carne. La mandíbula inferior del humano posee la capacidad de realizar movimientos laterales característicos de los animales herbívoros y frugívoros; además trituramos los alimentos para después tragarlos. En cambio, la mandíbula de un animal carnívoro solo se mueve verticalmente.

Nuestras manos están diseñadas principalmente para agarrar los alimentos. No tenemos garras para matar y desgarrar carne. Un animal carnívoro tiene garras para atrapar su presa, grandes colmillos y dientes puntiagudos y cortos para desgarrar su piel y su carne, y engulle inmediatamente. Los animales carnívoros tampoco mastican ni trituran la carne, solo cortan, desgarran y tragan. Por su parte, los seres humanos no poseen garras ni grandes colmillos para desgarrar la carne animal, tampoco poseemos la habilidad de cazar sin armas.

Los seres humanos iniciamos la digestión de carbohidratos desde la boca, ya que tenemos una enzima llamada *tialina* la cual ayuda a digerirlos. En cambio, un animal carnívoro, como por ejemplo el lobo, no tiene esta enzima y tampoco mastica sus alimentos como ya vimos antes. Asimismo, nuestra saliva es alcalina, mientras que la saliva de los carnívoros es acida. El aparato digestivo de un carnívoro es diferente al aparato digestivo de un ser humano. Un animal carnívoro posee un intestino mucho más corto que el intestino humano, con el fin de digerir rápidamente las proteínas de la carne cruda y los huesos. Por eso los carnívoros tienen un pH gástrico más ácido que el del ser humano.

El estómago de un animal carnívoro segrega 10 veces más ácido clorhídrico para poder digerir las proteínas de la carne, huesos y cartílagos, y al mismo tiempo matar el mayor número de bacterias posibles. El estómago de un animal carnívoro está preparado para digerir las carnes, porque tiene unas túnicas musculares muy fuertes para evitar que los pedazos de carne sin masticar lesionen o lastimen las paredes del estómago. Posee también un pH suficientemente ácido y en suficiente cantidad para poder digerir la carne.

Todo lo contrario sucede con el estómago de un ser humano, ya que las túnicas musculares son débiles y el pH para digerir la carne no es tan ácido como el pH de un carnívoro. El cuerpo humano digiere la carne haciendo un sobresfuerzo. Son muchos los órganos involucrados en la digestión, a fin de secretar cantidades muy grandes de ácido clorhídrico, jugos pancreáticos y sales biliares, para poder digerir la gran carga proteínica, y la grasa saturada que se encuentra en las carnes. Todos los puntos anteriores corroboran el hecho de que no fuimos diseñados para soportar una dieta abundante en carnes.

## Medite sobre estos puntos

Nuestra anatomía funciona más efectiva y eficientemente con el consumo de productos vegetales y frutas, que de productos animales.

En el huerto del Edén, los vegetales y frutas fueron el medio de sustento para mantener en estado incorruptible a los seres humanos.

El gorila solo consume uno por ciento de sus calorías de alimentos animales. El orangután consume el dos por ciento de sus calorías de alimentos animales.

Los humanos tendemos a consumir más del 50 por ciento de nuestras calorías de fuentes animales.

Lo ideal sería que solo consumiéramos del 10 al 15 por ciento de calorías de productos animales.

# ¿De Cuál Árbol Comes?

## Capítulo 3

*La salud es el precio que tenemos que pagar por escoger mal nuestras fuentes alimenticias*

# ¿De Cuál Árbol Comes?

*El libre albedrío es el poder de saber escoger*

Las dos primeras prohibiciones de la Biblia están en el libro de Génesis y ambas están relacionadas con la comida. El pecado original se produce por la desobediencia de comer de un árbol prohibido. A causa de la desobediencia y la mala escogencia de la fuente correcta de alimentación, en fracciones de segundos, Adán y Eva cambiaron para siempre el curso de la historia de la humanidad. De ahí la importancia de saber escoger las correctas fuentes alimenticias para sustentar nuestros cuerpos. Como veremos a continuación, escoger el árbol de donde comemos tiene tanta importancia hoy, como la tuvo al comienzo de la creación.

Esta fue la primera prohibición de Dios al hombre: *"De todo árbol del huerto podrás comer; más del árbol de la ciencia del bien y del mal no comerás; porque el día que de él comieres, ciertamente morirás"* (Génesis 2:16-17). En el huerto del Edén, el árbol de la vida no era un árbol simbólico, era un árbol real, tal como lo era el árbol del conocimiento del bien y del mal. Cada árbol tenía un significado diferente: comer de un árbol representaba la vida eterna, y comer del otro árbol representaba la muerte.

De la misma forma, hoy nos enfrentamos a un reto igual al que tuvieron Adán y Eva al tener que escoger entre el árbol de la vida y el árbol de la muerte. Cuando escogemos alimentos del árbol de la vida, alargamos nuestros años de vida saludable y libre de medicamentos. Sin embargo, cuando escogemos alimentos del árbol de la muerte, acortamos años de vida saludable, y cedemos paso a la medicación y la cirugía como estilo de vida.

La segunda prohibición de la Biblia se encuentra también en Génesis: *"Y dijo Jehová Dios: He aquí el hombre es como uno de nosotros, sabiendo el bien y el mal; ahora, pues, que no alargue su mano, y tome también del árbol de la vida, y coma, y viva para siempre"* (Génesis 3:22). En otras palabras, la Escritura nos enseña que no podemos hacer malas escogencias esperando buenos resultados. Es por esto que Jehová, el Padre, expulsó del huerto del Edén a Adán y Eva, para que no alargaran su mano, tomaran del árbol de la vida y vivieran para siempre.

En el Edén no se podía comer del árbol prohibido y tener derecho a la vida. De la misma forma, el que hoy come chatarra no puede tener largos años de vida saludable. La comida chatarra no existe; existe comida y existe chatarra. La chatarra no es comida porque la misma no nutre, y el propósito de la comida es nutrir. Lo que hoy llamamos comida chatarra solo proporciona al cuerpo gran cantidad de calorías, pero pocos nutrientes.

La salud es finalmente el precio que tenemos que pagar por escoger mal nuestras fuentes de alimentación. La mayoría de personas oran a Dios y le piden que sane sus cuerpos, y que los mantenga saludables, pero enseguida comen alimentos que los llevan a la muerte. La salud no se pierde de un día para otro. La mayoría de enfermedades crónicas se desarrollan silenciosamente, sin que nos demos cuenta.

Las condiciones de salud etiquetadas como cáncer, diabetes, ataques del corazón, accidentes cerebro-vasculares, y muchas otras se van desarrollando silenciosa y lentamente. Su avance es asintomático hasta que alcanzan etapas bien avanzadas. Por ejemplo, cuando una persona presenta problemas renales, los primeros síntomas de edema o retención de líquido recién se manifiestan cuando ya tiene comprometido el 75 por ciento del funcionamiento de los riñones. De igual manera, el primer síntoma de un problema cardiovascular es que la persona sufre un ataque al corazón, el cual en el 60 por ciento de los casos viene sin previo aviso.

Dios nos ha dado libre albedrío para discernir las fuentes correctas de donde provienen los alimentos. Este libro ha llegado a sus manos para que su estilo de vida sea transformado. Dice la Escritura: *"Bienaventurado el varón que soporta la tentación; porque cuando haya resistido la prueba, recibirá la corona de vida, que Dios ha prometido a los que le aman. Cuando alguno es tentado, no diga que es tentado de parte de Dios; porque Dios no puede ser tentado por el mal, ni él tienta a nadie"* (Santiago 1:12-13).

Soporta la prueba, resiste la tentación de comer chatarra y recibirás la corona de largos años de vida, libre de enfermedades.

## *Medite sobre estos puntos*

Cuando escogemos alimentos del árbol de la vida, alargamos nuestros años de vida saludable y libre de medicamentos.

El que come chatarra no tiene derecho a largos años de vida saludable y da paso a los medicamentos y la cirugía como estilo de vida.

La salud es finalmente el precio que tenemos que pagar por escoger malas fuentes alimenticias.

Muchas personas oran a Dios y le piden que sane su cuerpo y que los mantenga saludables, pero comen para morirse.

# ¿Cuál es el Árbol de la Vida?

## Capítulo 4

*El libre albedrío es
el poder de elegir.*

# ¿Cuál es el Árbol de la Vida?

Para entender cuál es el árbol del que debemos comer, tenemos que remitirnos al principio. Nuestro creador nos diseñó para que nos alimentáramos de energía química, que es la energía metabolizable que proviene de los alimentos. La energía química que alimenta al hombre proviene de la calidad y cantidad de nutrientes presentes en los alimentos. Esto quiere decir, de la calidad y cantidad de carbohidratos, fibras, grasas, proteínas, vitaminas, minerales y agua que cada alimento contiene.

De ahí que sea importante preservar la integridad de los nutrientes de los alimentos, y sus fuentes originales. Como consumidores, pero sobre todo como hijos de Dios, es nuestra responsabilidad velar por la integridad de las fuentes alimenticias originales. La Biblia especifica la primera fuente alimenticia cuando "...*dijo Dios: Produzca la tierra hierba verde, hierba que dé semilla; árbol de fruto que dé fruto según su género, que su semilla esté en él, sobre la tierra. Y fue así. Produjo, pues, la tierra hierba verde, hierba que da semilla según su naturaleza, y árbol que da fruto, cuya semilla está en él, según su género. Y vio Dios que era bueno*" (Génesis 1:11-12).

Dice la Escritura que nuestra primera fuente de alimentación es la hierba verde que da semilla y el árbol que da fruto con semilla, y según su género. En Génesis 1:29 Dios añade "...*He aquí que os he dado toda planta que da semilla, que está sobre toda la tierra, y todo árbol en que hay fruto y que da semilla; os serán para comer*". Dios hizo las fuentes de las que se alimentaría el hombre antes de crear a Adán. Una vez que creó las hierbas y los árboles con semilla que dan fruto, dice el texto bíblico que, "...*vio Dios que era bueno*".

¿Qué significa esto? Que luego de crear las hierbas y los árboles que dan fruto, Dios detuvo la creación. Literalmente presionó el botón de "alto" y pausó el proceso de creación para hacer "control de calidad". Dios siendo perfecto hizo un alto en la creación para asegurarse que las hierbas y los árboles que dan frutos estaban correctamente creados y proporcionando nutrientes para alimentar al hombre. Dios sabía que necesitaba proveerle al cuerpo humano la correcta calidad, cantidad y proporción de nutrientes. Por eso detuvo la creación, para chequear que cada fruta y hierba creada contuviera el balance correcto de carbohidratos, lípidos, proteínas, vitaminas, minerales, y agua.

Por ejemplo: ¿Qué estaba chequeando Dios cuando hizo el "control de calidad" del aguacate? Veamos con detenimiento el contenido nutricional de este fruto.

| 150 g de aguacate - 1 tasa | Grasas | Carbohidratos |
|---|---|---|
| 110 g de agua<br>3.0 g de proteínas<br>22.0 g de grasas<br>12.8 g de hidratos de carbono<br>Vitaminas y Minerales | Grasas saturadas 3.2 g<br>Grasas monoinsaturadas 14.7 g<br>Grasas Poliinsaturadas 2.7 g<br>Total Omega-3 165 mg<br>Total Omega-6 2534 mg | Fibra dietética 10.1 g<br>Almidón 0.2 g |

| Contenido Mineral | Contenido Vitamínico | Contenido Proteínico |
|---|---|---|
| Calcio 18,0 mg<br>Hierro 0.8 mg<br>Magnesio 43,5 mg<br>Fósforo 78,0 mg<br>Potasio 727 mg<br>Sodio 10,5 mg<br>Zinc 1.0 mg<br>Cobre 0,3 mg<br>Manganeso 0,2 mg<br>Selenio 0,6 mcg<br>Fluoruro 10,5 mcg | Vitaminas A 219 IU<br>Vitaminas C 15,0 mg<br>Vitaminas E 3,1 mg<br>Vitaminas K 31,5 mcg<br>Vitaminas B6 0,4 mg<br>Tiamina 0,1 mg<br>Riboflavina 0,2 mg<br>Niacina 2,6 mg<br>Folato 122 mcg<br>Ácido pantoténico 2,1 mg<br>Colina (Choline) 21,3 mg<br>Betaína 1,1 m | Triptófano 37,5 mg<br>Treonina 109 mg<br>Isoleucina 126 mg<br>Leucina 214 mg<br>Lisina 198 mg<br>Metionina 57,0 mg<br>Cistina 40,5 mg<br>Fenilalanina 348 mg<br>Tirosina 73,5 mg<br>Valina 160 mg<br>Arginina 132 mg<br>Histidina 73,5 mg<br>Alanina 163 mg<br>Ácido aspártico 354 mg<br>Ácido glutámico 431 mg<br>Glicina 156 mg<br>Proline 147 mg<br>Serina 171 mg |

Gracias al avance de la ciencia moderna, se ha podido determinar con detalle el contenido y las proporciones específicas de los nutrientes contenidos en una tasa de aguacate. Estos detalles no los conocía la humanidad en la antigüedad, pero Dios el Padre si los conocía.

Cabe preguntar: ¿Existirá alguna razón específica para la existencia y proporción de cada uno de los nutrientes en los alimentos? Por supuesto que sí.

Sabemos que Dios es un Dios de propósito. Él no es caprichoso para agregar ciertos nutrientes en proporciones específicas a determinados alimentos por ociosidad. Sin embargo, la ciencia y la industria de alimentos ha venido cambiando y alterando dichos nutrientes y sus proporciones en nuestras fuentes alimenticias por muchos años. El procesamiento alimenticio, los procesos de hibridación y la creación de alimentos transgénicos, que son productos de la ingeniería genética, son claros ejemplos. Esto muestra cómo la ciencia y la industria alimenticia han venido cambiando el diseño original de las fuentes alimenticias creadas por Dios.

No saber cuál es el árbol de la vida del cual debemos comer, no nos libera de responsabilidad. Dice la Palabra de Dios *"Mi pueblo fue destruido, porque le faltó conocimiento...* (Oseas 4:6). Quiere decir que tenemos la responsabilidad de educarnos en cuanto a lo que comemos. El Internet es una fuente inagotable de información. Solo tenemos que discernir las fuentes de información confiables.

**Frutas y vegetales**

Por ejemplo, algunas frutas como la sandía y la uva han sido modificadas o alteradas por procesos de hibridación. El fruto híbrido es un fruto estéril que no produce semillas y que va contra el diseño original del Creador. Dijo Dios: *"Produjo, pues, la tierra hierba verde, hierba que da semilla según su naturaleza, y árbol que da fruto, cuya semilla está en él, según su género. Y vio Dios que era bueno"* (Génesis 1:12).

El índice glicémico de estas frutas es generalmente mucho más alto que el de la fruta original. Sus colores son más intensos, y por lo general son cultivos que no pueden crecer silvestremente, por lo que requieren estricta protección humana. Sin el cuidado del hombre el fruto híbrido perece inmediatamente.

Los alimentos transgénicos son aquellos que fueron producidos mediante ingeniería genética, a partir de un organismo modificado genéticamente. Dicho de otra forma, es aquel alimento obtenido de un organismo al cual le han alterado el ADN, incorporándole genes de otro organismo, con el fin de producir ciertas características específicas. Existen ocho cultivos que han sido genéticamente modificados, y que lejos de alimentarnos están contribuyendo a la toxicidad e inflamación celular. Estos cultivos son: el maíz, la soya, la canola, el algodón, la remolacha azucarera, la papaya hawaiana, y una pequeña porción de calabacín y calabacín amarillo. También la alfalfa ha sido genéticamente modificada para alimentar el ganado.

En conclusión, una de las principales causas de intoxicación e inflamación celular del cuerpo humano, es la intervención del hombre en la creación. Hemos alterado la composición y proporción de los nutrientes originales, con propósitos de conveniencia, mercadeo y lucro personal. La toxicidad, como consecuencia de la modificación de alimentos, provoca inflamación y obstaculiza la inteligencia divina de sanación de nuestro cuerpo. Se convierte así en la precursora de enfermedades crónicas y terminales, que es una de las claves de la medicina del siglo 21.

**Las aves**

La Biblia también describe otras fuentes alimenticias para el ser humano. En Génesis 9:3, Jehová le da al hombre para su manutención todo lo que se mueve y vive. En lo que concierne a las aves, la Biblia dice que nos debemos alimentar de aquellas "...*que vuelen sobre la tierra, en la abierta expansión de los cielos*" (Génesis 1:20). También dice que podemos comer, "*Todo lo que se mueve y vive* [...] *así como las legumbres y plantas verdes, os lo he dado todo*" (Génesis 9:3). En estos dos versículos, la Biblia nos enseña que debemos alimentarnos de las aves que comen de la vegetación y de la comida creada por Dios para su sustento; no de aquellas que viven enjauladas o son alimentadas con comida manufacturada por el hombre.

El afán de la avicultura moderna por incrementar la producción, reduciendo costos, ha llevado a que la cría de pollos y gallinas sea alterada. Un efecto contundente es que los huevos contienen un desbalance de ácidos grasos. Los huevos de gallinas que viven silvestremente y se alimentan de la tierra tienen una relación de 1.5 ácidos grasos omega-6, por cada 1 de omega-3. Mientras que los huevos que se venden usualmente en los supermercados tienen una relación de 20 ácidos grasos omega-6, por cada 1 de omega-3. La desproporción es de ¡92.5%! Quiere decir que cuando el hombre interviene, la proporción de nutrientes cambia radicalmente, y como hay deficiencia de omega-3, es necesario suplementarlos.

## Los peces

*Y creó Dios los grandes monstruos marinos, y todo ser viviente que se mueve, que las aguas produjeron según su género, y toda ave alada según su especie. Y vio Dios que era bueno. —Génesis 1:21*

En cuanto a los peces, la Biblia dice que nos debemos alimentar de peces que se mueven en las aguas marinas y que fueron producidos por las aguas marinas. En otras palabras, no debemos alimentarnos de peces en cautividad, o que hayan sido cultivados en estanques y alimentados con comida manufacturada por el hombre. Debemos alimentarnos de peces que nadan libremente en mares, ríos y lagos, y comen de su propio ecosistema. No debemos comer nada que esté etiquetado como *"criado en granja"*.

Aquí nuevamente Dios presionó el botón de "alto", y pausó el proceso de la creación para hacer "control de calidad". Esta vez lo hizo para asegurarse que tanto las aves, los peces y los monstruos marinos, estaban correctamente creados, y sus nutrientes eran los correctos para alimentar al hombre.

## El ganado

*E hizo Dios animales de la tierra según su género, y ganado según su género, y todo animal que se arrastra sobre la tierra según su especie. Y vio Dios que era bueno. —Génesis 1:25*

Dios paró por última vez el proceso de la creación para hacer el último "control de calidad". Esta vez se aseguraría que los animales de la tierra, el ganado y todo animal que se arrastra sobre la tierra estaban correctamente creados.

Finalmente, la Biblia nos dice que toda bestia de la tierra en que hay vida debe ser alimentada de plantas. *"Y a toda bestia de la tierra, y a todas las aves de los cielos, y a todo lo que se arrastra sobre la tierra, en que hay vida, toda planta verde les será para comer. Y fue así"* (Génesis 1:30). En otras palabras, el ganado no debe ser alimentado de hormonas, cereales ni comida procesada. El ganado fue hecho para alimentarse de hierba.

La Universidad de North Dakota condujo un estudio sobre las diferencias nutricionales entre bisontes alimentados con hierba y bisontes alimentados con cereales. El estudio arrojó resultados similares al estudio de los huevos de gallina. Los bisontes alimentados de hierba tienen una relación de 4 ácidos grasos omega-6, por cada omega-3. Mientras que los bisontes alimentados con cereales, hormonas y comida del hombre tienen una relación de 21 ácidos grasos omega-6, por cada omega-3. La desproporción es de 81 por ciento. Esta es la razón por la que existe deficiencia de omega-3, con la consiguiente necesidad de tomar suplementos. La recomendación es comprar carne de animales que han sido alimentados con pasto, no con hormonas ni con antibióticos en su fase final de vida.

⌒

## Medite sobre estos puntos

Debemos dejar de comprar chatarra.

No debemos comer frutas sin semillas, ni alimentos transgénicos o alimentos genéticamente modificados. Debemos exigir legislación para que los alimentos sean etiquetados, a fin de saber si han sido genéticamente modificados.

Una de las principales causas de intoxicación e inflamación celular del cuerpo humano es la intervención del hombre en la creación. Esto se debe a que altera la composición y proporción de los nutrientes originales, con fines de conveniencia, mercadeo y lucro personal, y no para edificarse a sí mismo.

Debemos alimentarnos de aves que vuelan en la abierta expansión de los cielos. No debemos alimentarnos de aves que han estado enjauladas y que han sido alimentadas con comida manufacturada por el hombre.

No debemos alimentarnos de peces en cautividad, o que hayan sido criados en estanques, ni alimentados con comida manufacturada por el hombre. Debemos alimentarnos de peces que nadan libremente en mares, océanos, ríos y lagos, y comen en su propio eco-sistema.

Debemos comer carne de ganado alimentado de hierba. El ganado no debe ser alimentado de cereales ni comida procesada. Según la Biblia, el ganado debe alimentarse de hierba.

# Comidas de Dios y Comidas del Hombre

## Capítulo 5

*No es lo que comemos,*
*sino lo que el hombre ha hecho*
*con lo que comemos.*

# Comidas de Dios y Comidas del Hombre

*Es una verdadera tragedia lo que el hombre
está haciendo con la comida*

A continuación, identifiquemos el tipo y características de los alimentos diseñados y creados por Jehová Dios, para que sirvan de sustento al hombre. También identifiquemos los alimentos creados por el hombre. Los alimentos que Dios creó prometen vida larga y libre de dolores, medicamentos e intervenciones quirúrgicas. Los alimentos creados por el hombre, tienen raíces de iniquidad y causan enfermedades.

Revisemos a continuación el procesamiento del trigo, como ejemplo de la intervención humana en la desnaturalización de los alimentos. El trigo es un cereal bíblico. En la época de Cristo, los panes hechos de granos enteros de trigo eran integrales, por lo que tenían un color oscuro y eran pesados. Es decir, el pan era hecho con el endospermo, el salvado y el germen de trigo. Los panes tenían mayor concentración de aceites naturales poliinsaturados. El pan de esa época se debía consumir diariamente porque no tenían preservativos y tenían grasas poliinsaturadas.

Desde la antigüedad, el pan ha desempeñado un papel primordial en la alimentación del hombre. El pan es bíblico y Jesús hace referencia al pan en Mateo 7:9 cuando dice: *"¿Qué hombre hay de vosotros que, si su hijo le pide pan, le dará una piedra?"* Jesús califica el pan como una bendición de Dios; algo muy bueno. En Juan 6:48 Jesús se compara al pan cuando dice: *"Yo soy el pan de vida"*. Sin embargo, el pan de la época bíblica tiene muy poco en común con el pan que se hornea hoy en nuestras panaderías.

Veamos por qué el pan blanco se ha desacreditado. El proceso de refinación del trigo para crear la harina es un ejemplo de la desnaturalización de los alimentos. El trigo tiene tres grandes partes: el salvado, el endospermo y el germen de trigo.

- *El salvado* es la capa exterior del trigo, rico en fibras dietéticas, vitamina B y minerales; éste contiene proteína, glúcidos, lípidos, hierro, magnesio, manganeso, selenio, zinc, vitamina B3, vitamina B6, y vitamina B1.

- *El germen de trigo*, es la semilla o porción del trigo que retoña, que contiene vitamina E, fosfolípidos, zinc, vitamina B, magnesio, vitamina F, alto contenido en ácidos grasos esenciales (ácido rinológico u omega 3), y alto porcentaje en proteínas e hidratos de carbono.

- *El endospermo*, es el almidón puro, y el suministro alimenticio para la semilla retoñada; es la que rodea al germen y está encapsulado por las diversas capas de salvado.

Durante el proceso de molienda o refinación para producir la harina, al trigo se le quita tanto el salvado como el germen de trigo, junto con 80 por ciento de los nutrientes del trigo. Se separa el endospermo del salvado y del germen para reducirlo a harina. Es decir, el salvado y el germen que son dos componentes del trigo ricos en nutrientes se remueven de la harina y solo se hace la harina con el endospermo, que en su mayoría contiene almidón. La harina blanca refinada es endospermo o almidón puro. El almidón es un polisacárido o sea que la harina blanca una vez digerida se convierte en glucosa o azúcar.

La harina de trigo blanca contiene un alto contenido energético y un contenido muy bajo de nutrientes. Por eso contribuye a la obesidad y a la desnutrición. Al grano procesado no solo le han quitado 80 por ciento de sus nutrientes, sino que durante el proceso de molido se somete el grano a temperaturas tan altas que queda dañado por oxidación. La harina, al final del proceso de refinamiento, tiene la apariencia grisácea de la oxidación. De modo que para blanquear la harina se usa un agente químico como dióxido clorhídrico, peróxido de acetona, o peróxido benzoico, que son similares al cloro que usamos en la casa.

Luego que la harina blanca de trigo ha sido desprovista de más de veintidós nutrientes importantes del trigo, por requerimiento de la "Administración de Drogas y Alimentos" de Estados Unidos (FDA, por sus siglas en inglés), los panaderos enriquecen la harina de trigo con solo cuatro nutrientes: tiamina (B1), riboflavina (B2), niacina (B3), y hierro. Las cantidades y proporciones de los nutrientes remplazados no son las originales del trigo, sino que van en función de un requerimiento de la FDA desde la década de los 40s, debido a las deficiencias encontradas en los hombres que servían en las fuerzas armadas. Cada libra de harina debe contener 2.9 miligramos de tiamina (B1), 1.8 miligramos de riboflavina (B2), 24 miligramos de niacina (B3), y 20 miligramos de hierro.

El resultado de este proceso de refinamiento, es un alimento totalmente diferente al alimento creado por Dios. Una harina baja en fibras, a la que se le ha agregado grandes cantidades de azúcar y grasas hidrogenadas, que se hace una masa en los intestinos, y contribuye a la toxicidad e inflamación del cuerpo.

Un grano tan nutritivo como el trigo, después del proceso del hombre se convierte en "chatarra", un producto que contiene azúcar y está desprovisto de la mayoría de sus nutrientes originales. Siendo el pan un alimento bíblico, consumido frecuentemente por Cristo, se ha convertido en una tragedia por la intervención del hombre. Debido a que el 95 por ciento del pan que se consume en EE.UU. es pan blanco, los nutricionistas afirman que, "mientras más blanco es el pan, más rápido llega la muerte". Debemos recordar que no se trata solo del pan, sino del uso de la harina de trigo para hacer tortas, pastas, galletas, comidas envueltas en harina, perros calientes, hamburguesas, cereales, y gran cantidad de alimentos.

¿Por qué se separa el endospermo del salvado y del germen para producir la harina de trigo? El propósito es comercial. El propósito es alargarles la vida útil a los alimentos, hacerlos más suaves, y crearles una textura más deseable. El proceso de refinación lleva a reducir el contenido de fibra, eliminar el germen cuyos lípidos (grasas) se deterioran durante el almacenamiento, y mejorar las características organolépticas (color, olor, sabor, y textura) y funcionales de la harina refinada de trigo. El salvado y el germen del trigo se procesan y mercadean como productos separados.

Como veremos más adelante, el azúcar a diferencia de la grasa y otros nutrientes, interfiere con el apetito del cuerpo creando un insaciable deseo de seguir comiendo. La industria alimentaria toma ventajas de este efecto para aumentar el consumo de sus productos. En realidad, el consumo abundante de azúcar crea adicción. Es tan difícil deshacerse de la tentación de comer dulces, como dejar de consumir tabaco.

De esta manera las dietas solo funcionan temporalmente. La terapia de adicción es mucho más efectiva que la dieta para romper la adicción de carbohidratos. El azúcar, al igual que las drogas, fue creada artificialmente por el hombre. No se han hecho suficientes estudios serios acerca del azúcar para oficializar los efectos devastadores que la toxicidad de la misma causa en los mamíferos, pero en las últimas décadas han aparecido estudios que vinculan el consumo de azúcar con el aumento brusco de la diabetes, el cáncer, las enfermedades cardiovasculares, el sistema nervioso y del sistema digestivo. Es más, provoca desórdenes en las células, aumenta el nivel de plaquetas, provoca el síndrome de déficit de atención e hiperactividad entre los niños.

El mismo proceso de desnaturalización del trigo ocurre con todos los cereales procesados. Por ejemplo, el arroz, la avena y la cebada. Los cereales de caja no deberían ser llamados cereales, pues en realidad son galletas. Proveen más del 50 por ciento de calorías por medio del azúcar, y aportan muy poca fibra.

## La Comida de Dios

**Vegetales** de color verde intenso, rojo, anaranjado y amarillo. Alcachofas, espárragos, familia de crucíferos (coliflor, repollo, col china, coles de Bruselas), berenjena, pepino, célery (apio España), hongos, cebollas, algas, pimentón, tomates, etc. Los vegetales son alimentos de Dios, salvo aquellos alimentos híbridos y transgénicos que han sido modificados por el hombre.

**Frutas** con semillas, que no hayan sido genéticamente modificadas, y preferiblemente frutas de la estación (primavera, verano, otoño o invierno), frutas de granjas locales, preferiblemente orgánicas.

**Legumbres** como la alfalfa, guisantes (arvejas o chícharos), judías (frijoles, porotos, alubias o habichuelas), garbanzos, habas, ejotes (judías verdes, chauchas, vainitas o porotos verdes), lentejas y altramuces (altramuces, lupinos o chochos).

**Tubérculos**, que son tallos subterráneos que contienen principalmente almidón, tales como la papa, la batata (boniato), la remolacha, y la yuca, que es una raíz tuberosa. Como regla general, se debe moderar la ingesta de estos alimentos por su alto contenido de azúcar, y algunos deben ser eliminados de la dieta de personas con enfermedades crónicas.

**Pescado.** Solo pescado que haya sido pescado en alta mar, en lagos y ríos de aguas sin contaminación.

**Carne.** Solo carne de animales que han sido criados naturalmente, con hierbas. No coma carne de animales que se alimentan de cereales y hormonas.

**Huevos.** Solo de animales que viven naturalmente y se alimentan de la naturaleza. No de animales enjaulados, a los que se les da hormonas y se alimentan de comida manufacturada por el hombre.

**Nueces.** Nueces naturales que no han sido procesadas, tostadas ni saladas con sales procesadas.

**Cereales.** Solo cereales integrales cuyos nutrientes son los originales del grano y no han sido desnaturalizados por procesos industriales. Las etiquetas deben decir "integral". Por ejemplo, el trigo integral o el arroz integral.

**Leche y derivados.** Leche que no ha sido pasteurizada y homogenizada. El proceso de pasteurización y homogenización desnaturaliza los alimentos.

**Aceites** que no han sido procesados y que han sido extraídos por presión mecánica, tal como el aceite de oliva extra virgen. La mantequilla hecha de leche que no ha sido pasteurizada ni homogenizada.

**Bebidas.** Agua y jugos de frutas y vegetales. Las frutas congeladas son buenas para hacer jugos y batidos.

~~

### Medite sobre estos puntos

El proceso de refinación del trigo, al igual que todos los cereales, es claro ejemplo de la arrogante intervención del hombre en la industria alimenticia. Los humanos hemos alterado la composición y proporciones originales de los nutrientes de los alimentos, por conveniencia, mercadeo y lucro personal.

El procesamiento industrial de la comida generalmente desnaturaliza los alimentos. Los químicos usados en ese proceso son las principales causas de intoxicación e inflamación celular del cuerpo humano.

## Comidas del Hombre

Comida del hombre es todo alimento que haya sido procesado por el ser humano. Todo alimento que venga en caja, empaquetado, embotellado o en contenedores plásticos debe ser escudriñado, para saber si ha sido desnaturalizado. Toda comida que se desvíe de la intención y el plan original de Dios tiene raíz de iniquidad. Entre ellos:

**Vegetales.** Todo vegetal híbrido y transgénico que ha sido modificado por el hombre. Podemos mencionar entre ellos, los cultivos genéticamente modificados. Por ejemplo, el maíz, soya, canola, remolacha azucarera, papaya Hawaiana, y una pequeña porción de calabacín y calabacín amarillo. Incluso la alfalfa ha sido genéticamente modificada para alimentar al ganado.

**Frutas.** Toda fruta sin semillas que ha sido modificada por hibridación, o frutas que han sido genéticamente modificadas.

**Legumbres**. Toda legumbre que ha sido modificada por hibridación o que ha sido genéticamente modificada.

**Pescado**. Todo pescado criado en estanque o que ha sufrido algún cambio debido a procesos humanos.

**Carne.** Toda carne que provenga de animales que han vivido enclaustrados o que han sido alimentados con cereales, comidas del hombre y hormonas.

**Huevos.** Los huevos que provienen de animales que han vivido enclaustrados, o alimentados con cereales, comidas del hombre y hormonas.

**Cereales.** Todo cereal procesado que en su etiqueta no diga que es "integral". Por ejemplo, la harina de trigo blanca, el arroz blanco, el pan blanco y la pasta. También incluye los cereales y derivados que resulten de procesos industriales, pues contienen altas cantidades de azúcar. De hecho, los cereales de caja contienen hasta 50 por ciento de azúcar.

**Leche y derivados.** La leche que ha sido pasteurizada y homogenizada, ya que el proceso de pasteurización y homogenización desnaturaliza los alimentos.

**Aceites** que han sido procesados o han sido extraídos por procesos químicos y/o altas temperaturas. Entre ellos, los aceites vegetales, la margarina y todo alimento que contenga grasas hidrogenadas o parcialmente hidrogenadas.

**Bebidas.** Las sodas y todas las bebidas envasadas que contienen preservativos y azúcar.

# La Raíz de Iniquidad en la Comida

## Capítulo 6

*Toda comida que se desvié de la intención y el plan original de Dios tiene raíz de iniquidad.*

# Raíces de Iniquidad en la Comida

*Donde quiera que esté la iniquidad tendrá un conflicto permanente con la justicia de Dios, que buscará enderezar la vida del hombre*

Existen tres raíces de iniquidad en la comida, las cuales trataremos a continuación. La primera raíz de iniquidad es creada por la intervención del hombre en la creación, la cual altera la composición y proporción de los nutrientes originales en los alimentos. La segunda raíz de iniquidad es la ignorancia que crea el abuso de la comida. La tercera raíz de iniquidad proviene de la desobediencia al comer alimentos inmundos.

La iniquidad es la raíz del pecado. El pecado es el acto, y el fruto es la manifestación del pecado. La contaminación de una persona tiene su raíz en el ser interior (corazón), el cual es pecaminoso (Mateo 15:18-20). La Palabra dice que manifiestas son las obras de la carne o los frutos de la carne. Es decir, lo que se manifiesta o lo que podemos ver es lo que da testimonio del pecado. Cuando tratamos con el pecado solo estamos tratando con el fruto, no con la raíz. La raíz crece y forma un árbol, y ese árbol está permanentemente dando frutos.

Mientras solo arranquemos el fruto, el árbol volverá a dar frutos nuevos. La Biblia dice al respecto: *"Y ya también el hacha está puesta a la raíz de los árboles; por tanto, todo árbol que no da buen fruto es cortado y echado en el fuego"* (Mateo 3:10). Este es precisamente el propósito de este capítulo, cortar con el hacha y echar al fuego la raíz de iniquidad en la comida, la cual produce estrés químico, toxicidad e inflamación, responsables directos de las enfermedades crónicas.

El significado etimológico de la palabra iniquidad viene del latín *"iniquitas"*, que significa "cualidad de injusto". Está compuesta por el prefijo *"in"* que es una negación; *"aequus"* que significa igual, justo, llano, equilibrado, o equitativo; más el sufijo *"dad"* que indica la cualidad de algo. En concreto, al desviar al hombre de su propósito o plan original, la iniquidad niega la cualidad de justicia de Dios. Esto quiere decir que, si no lidiamos con ella, estaremos en constante lucha contra la justicia de Dios.

# Primera Raíz de Iniquidad

## La intervención del hombre en la creación

La intervención del hombre en la creación, alterando la composición y proporción de los nutrientes originales en los alimentos, es raíz de iniquidad. Inicuo es todo lo que se desvía o desalinea de la intención y el plan original de Dios. Toda comida que se desvié de la intención y el plan original de Dios, tiene raíz de iniquidad. Cuando se come este tipo de comida, se come iniquidad. Quien sea capaz de recibir esto, que lo reciba.

Dios hizo la comida con el propósito y la intención de nutrir al ser humano. No hizo la comida con propósitos de conveniencia comercial, de mercadeo o de lucro personal. Toda práctica de agricultura —como la falta de rotación de cultivos— que contribuye a reducir la densidad de nutrientes en la comida, tiene raíz de iniquidad. Esto se debe a que el alimento que se produce está desviado del diseño y propósito original de Dios.

Toda fruta —como la sandía o la uva— que han sido modificadas o alteradas por procesos de hibridación para que produzcan fruto sin semilla, tiene raíz de iniquidad. Estos tipos de alimentos tienen índice glicémico mucho más alto que el fruto original, por eso contribuyen a la toxicidad e inflamación celular, que causan enfermedades crónicas. El fruto híbrido sin el cuidado del hombre perece rápidamente porque no tiene la capacidad de subsistir salvajemente. El fruto híbrido es un fruto estéril que no produce semillas, y que va contra el diseño original de Dios. La Palabra dice que comamos frutos del árbol que da fruto, cuya semilla está en él.

*Produjo, pues, la tierra hierba verde, hierba que da semilla según su naturaleza, y árbol que da fruto, cuya semilla está en él, según su género. Y vio Dios que era bueno. —Génesis 1:12*

Todo alimento transgénico que ha sido producido a partir de un organismo modificado genéticamente, mediante ingeniería genética, tiene raíz de iniquidad. Su diseño ha sido desviado del diseño y propósito original de Dios. Todo alimento obtenido de un organismo al cual le han alterado el ADN, incorporándole genes de otro organismo, con el fin de producir ciertas características deseadas, sin duda, tiene raíz de iniquidad.

Como dijimos anteriormente, hay ocho cultivos que han sido genéticamente modificados, y que lejos de alimentarnos, contribuyen a la toxicidad e inflamación celular. Igual, toda carne de res tiene raíz de iniquidad, pues la proporción de ácidos grasos ha sido radicalmente cambiada, debido a que el ganado es alimentado con cereales. Esto constituye una desviación del plan de Dios, pues la Palabra dice que Él les ha dado plantas para su alimentación. También el maltrato a que se somete el ganado en los mataderos industriales tiene raíz de iniquidad.

Asimismo, toda carne de ave que haya sido enjaulada y alimentada con comida del hombre tiene raíz de iniquidad. Esto lo demostramos mirando el cambio radical en la proporción de ácidos grasos en los huevos de gallina. Por eso, la Biblia manda no alimentarnos de aves que viven enjauladas o alimentadas con comida manufacturada por el hombre. El maltrato y las condiciones indeseables a que son sujetas las aves en los mataderos y las casas avícolas industriales también tienen raíz de iniquidad.

Toda comida procesada, embotellada, puesta en contenedores, empaquetada o puesta en cajas por el hombre hay que revisarla minuciosamente. Hay alta probabilidad de que esos alimentos hayan sido modificados y desnaturalizados por procesos industriales que utilizan químicos y/o altas temperaturas. Todo cambio hecho por el hombre en los alimentos, que los desvíe del diseño y el propósito original de Dios, tiene raíz de iniquidad. Todo proceso industrial que desnaturalice los alimentos, cae dentro de esta clasificación, incluyendo la leche pasteurizada y homogenizada.

## Segunda Raíz de Iniquidad

## La ignorancia que lleva al abuso de la comida

Desconocer cuál es el árbol de la vida del cual debemos comer, no nos exonera de nuestra responsabilidad. Dice Oseas 4:6 *"Mi pueblo fue destruido, porque le faltó conocimiento"*. Esto quiere decir que tenemos la responsabilidad de educarnos en cuanto a lo que comemos. Aunque el internet es una fuente inagotable de información, debemos discernir las fuentes más confiables. En 1 Corintios 10:23 leemos: *"Todo me es lícito, pero no todo conviene; todo me es lícito, pero no todo edifica.* Este es un recordatorio de que la ignorancia, el abuso, el desorden y el descontrol en la nutrición no convienen a nuestros cuerpos. Por ejemplo, es lícito comer un dulce de vez en cuando, pero abusar del dulce no conviene ni edifica.

La raíz del pecado es la iniquidad. La ignorancia que lleva a abusar de la comida es raíz de iniquidad, y los frutos son las enfermedades. La iniquidad es lo opuesto a la justicia. Es un velo oscuro lleno de tinieblas; es una estructura de pensamientos indeseados que se han constituido en fortalezas mentales. En todo esto hay una raíz espiritual, emocional o psicológica, y hasta no liberar y sanar interiormente a la persona, no se pueden hacer progresos constantes para reducir peso. Muchas personas obesas cíclicamente pierden peso y lo vuelven a ganar. Los entendidos en materia de nutrición tratan a las personas con terapias de adicción, porque el obeso es adicto al carbohidrato y a las malas grasas (aceites desnaturalizados, químicos y azúcares procesados).

En los tiempos modernos, el abuso de la comida ha tomado un significado más amplio del que tradicionalmente se tenía. En el pasado, abusar de la comida significaba comer en exceso. Pero hoy el abuso incluye comer mal continuamente, aunque no sea en exceso. La ingesta prolongada de chatarra en porciones normales termina creando acidosis, intoxicación e inflamación de las células, órganos, y tejidos. Por otra parte, la ingesta de chatarra tiene exceso de calorías, y el cuerpo convierte todo exceso de calorías en grasas y carbohidratos de mala fuentes. Si no se queman todas las calorías que se ingieren, almacenamos grasas. Una dieta basada en comida chatarra es interpretada por el cuerpo como un abuso, pues le estamos dando un alto contenido calórico de grasas y glucosa de malas fuentes.

Como consecuencia, hoy se presenta una situación nunca vista en la historia. Antes, la desnutrición traía a nuestra mente la imagen de un niño en un país lejano, a quien se le notaban los huesos por la falta de comida. Sin embargo, hoy la desnutrición tiene otra cara, pues las personas con sobrepeso y los obesos conforman la mayoría de desnutridos en el mundo. Esto es fácil de entender, ya que comer en abundancia no significa estar bien nutridos. La falta prolongada de ciertos nutrientes, y la ingesta excesiva y prolongada de otros nutrientes, a niveles tóxicos para el cuerpo, producen desnutrición, toxicidad e inflamación. Al final estos degeneran en gordura, obesidad, enfermedades crónicas, y desórdenes psicológicos.

La profecía de Oseas 4:6, *"Mi pueblo perece por falta de conocimiento"* hoy cobra más vida que nunca. De ahí que se hace imperativo que colegios y universidades hagan obligatoria la educación nutricional. Mucha gente muere cada día alrededor del mundo debido a la ignorancia a la hora de elegir qué comer. Los nutrientes, el agua, las vitaminas, los minerales, las grasas, las proteínas, y los carbohidratos, todos tienen niveles de toxicidad. Esta materia no está estudiada por completo; es decir no se conocen los niveles de toxicidad de muchos nutrientes. Pero de acuerdo a lo que se conoce, se podría concluir con seguridad que todos los nutrientes tienen cierto nivel de toxicidad.

Una de las formas más seguras de saber que estamos bien alimentados es consumiendo suplementos nutricionales. Suplementar significa complementar, no sustituir. Los suplementos dietéticos están llamados a complementar aquellos nutrientes faltantes o escasos en la dieta. Es por esto que se recomienda a las personas que tomen suplementos nutricionales. No hay sustituto para una buena y nutritiva comida. Nada hay más importante que darle al cuerpo todos los nutrientes que necesita, el cuerpo se saciará y se acabará el hambre continua. Mientras el cuerpo no reciba todos los nutrientes que necesita, el hambre continuará y también la falta de energía.

Hay personas que se suplementan nutricionalmente con la intención de sanar enfermedades y bajar de peso, pero no cambian su estilo de vida. Los efectos beneficiosos de los suplementos nutricionales quedan anulados debido a un estilo de vida inadecuado. Poco progresará si no hace ejercicio y continúa llevando una vida de estrés físico, emocional y químico, caracterizado por comer y merendar chatarra, saltar comidas, comer a destiempo o antes de acostarse. Sin duda su salud se verá afectada a corto o largo plazo.

# Tercera Raíz de Iniquidad

## La desobediencia de comer alimentos inmundos

La enseñanza romana nos ha hecho creer que Jesús vino a abolir los mandatos del Padre, y que podemos comer la comida inmunda que comen los paganos. En Levítico 11, Jehová habló a Moisés y Aarón acerca de los animales que se pueden comer de entre los animales que existen sobre la tierra. Esas instrucciones siguen vigentes para el pueblo de Dios, y Sus mandatos son eternos.

Para el pueblo escogido de Dios, comer comida inmunda es raíz de iniquidad porque lo aparta del mandato original. Dios es categórico cuando dice a través del profeta Oseas: *"Mi pueblo perece por falta de conocimiento; y como tú rechazaste el conocimiento, yo te rechazaré a ti de mi sacerdocio; por haber olvidado la ley de tu Dios, también yo me olvidaré de tus hijos".* Esto quiere decir que rechazar el conocimiento y olvidar la ley de Dios, hace que Él se olvide de nosotros y perdamos Su herencia.

En Deuteronomio 14:21 la Palabra advierte *"Ninguna cosa mortecina comeréis; al extranjero que está en tus poblaciones la darás, y él podrá comerla; o véndela a un extranjero, porque tú eres pueblo santo a Jehová tu Dios..."* (Deuteronomio 14:21). El pueblo de Dios debe comer alimentos que promuevan la pureza y santidad, y que les permita seguir fluyendo en el espíritu. No hagamos como algunos cristianos que vociferan: ¡No vivo bajo la ley, sino bajo la gracia! para justificar el hecho de comer comidas inmundas. Así han levantado fortalezas mentales que han dado paso a la desobediencia.

En Mateo 5:17 Jesús claramente afirma que no vino a abolir la ley sino a hacer que se cumpla. Los alimentos que Jesús comía, según la ley, lo ayudaron a tener mente y cuerpo sanos. Porque Jesús vivió y caminó en salud divina, debemos seguir Su ejemplo. Sin embargo, muchos cristianos justifican sus malas escogencias de comida citando 1 Corintios 10:25 y 27 que dicen: *"De todo lo que se vende en la carnicería, comed, sin preguntar nada por motivos de conciencia […] Si algún incrédulo os invita, y queréis ir, de todo lo que se os ponga delante comed, sin preguntar nada por motivos de conciencia".*

Aquí el apóstol Pablo hace referencia a las amonestaciones contra la idolatría. Es una exhortación a la iglesia de Corinto a guardar celosamente los mandamientos y a obedecer. Les recuerda que sus padres cruzaron el Mar Rojo, y aunque fueron guardados, no entraron a la tierra prometida por causa de la desobediencia. En los versículos anteriores, el apóstol hace referencia a una práctica pagana común en aquella época, que ofrecía la carne de los animales a los ídolos, y luego las vendían en las carnicerías judías. Por eso, antes de los versículos 25 y 27 leamos los versos 20 y 21.

*Antes digo que lo que los gentiles sacrifican, a los demonios lo sacrifican, y no a Dios; y no quiero que vosotros os hagáis partícipes con los demonios. No podéis beber la copa del Señor, y la copa de los demonios; no podéis participar de la mesa del Señor, y de la mesa de los demonios. —1 Corintios 10:20-21*

De ahí que, cuando el apóstol Pablo dice: *"De todo lo que se vende en la carnicería, comed, sin preguntar nada por motivos de conciencia"*, el apóstol se está refiriendo a dos cosas: Primero, se estaba refiriendo a todo lo que se vendía en las carnicerías judías de la época, que no incluía carnes inmundas. Segundo, se refería a que se podía comprar carne sin saber que fue sacrificada a los ídolos, pero si se sabía, no debía comprarse. Asimismo, advierte: *"Si algún incrédulo os invita, y queréis ir, de todo lo que se os ponga delante comed, sin preguntar nada por motivos de conciencia"*. Es que a veces podemos comer alimentos permitidos, que antes fueron ofrecidos a los ídolos, y participamos de sacrificios dirigidos a los demonios y no a Dios.

En 1 Corintios 10:28, el apóstol Pablo aclara esto cuando dice: *"Más si alguien os dijere: Esto fue sacrificado a los ídolos; no lo comáis, por causa de aquel que lo declaró, y por motivos de conciencia; porque del Señor es la tierra y su plenitud"*. La aplicación de las leyes dietéticas bíblicas tiene tanta vigencia hoy como la aplicación de las leyes morales. El apóstol Pablo clarificó en sus epístolas que no somos liberados de la ley para seguir pecando, sino que Cristo nos libera de la ley para alejarnos del pecado.

El tema de la buena y la mala alimentación no es nada nuevo. En el Antiguo Testamento, cuando Moisés salió de Egipto, debía atravesar la península del Sinaí para llevar al pueblo de Dios a la tierra prometida. Esta península es una tierra inhóspita, llena de dunas, rocas y montañas de granito. En ella es casi imposible plantar árboles frutales o cultivar vegetales. Por eso Dios, de manera sobrenatural le proveyó a Su pueblo maná para comer. Pero lejos de ser agradecido, el pueblo de Israel menospreció el manjar del cielo y codició la carne.

El maná debió haber sido un alimento muy nutritivo para sustentar a tanta gente por tanto tiempo. Habría tenido el balance de carbohidratos, proteínas, grasas, vitaminas, minerales y agua. Era del tamaño de una semilla de culantro, del color del bedelio (blanco aperlado), y su sabor era como de aceite nuevo. El pueblo lo molía en molinos o lo majaba en morteros, y luego lo cocía en caldera o preparaba tortas. Pese a todas sus bondades, Números 11:4-6 nos dice que, *"...la gente extranjera que se mezcló con los hijos de Israel tuvo un vivo deseo, y también volvieron a llorar y dijeron: ¡Quién nos diera a comer carne! Nos acordamos del pescado que comíamos en Egipto de balde, de los pepinos, los melones, los puerros, las cebollas y los ajos; y ahora nuestra alma se seca; pues nada sino este maná ven nuestros ojos"*.

Aquí vemos cómo los extranjeros contaminaron al pueblo de Israel, y éste comenzó a codiciar la carne. Unos afirman que codiciar la comida inmunda de los paganos no va contra la santidad y la pureza, por eso codician la carne, y la codicia lleva a la idolatría. Igualmente, codiciar la comida inmunda es idolatría, porque ésta pasa a convertirse en su dios. Precisamente por codiciar la carne, el pueblo israelita fue castigado. Números 11:33-34 relata que, *"Aún estaba la carne entre los dientes de ellos, antes que fuese masticada, cuando la ira de Jehová se encendió en el pueblo, e hirió Jehová al pueblo con una plaga muy grande. Y llamó el nombre de aquel lugar Kibrot-hataava, por cuanto allí sepultaron al pueblo codicioso"*.

Diabetes, cáncer, enfermedades cardiovasculares, hipertensión arterial, artritis, fibromialgia, reflujo gastroesofágico y muchas otras enfermedades crónicas que se diagnostican en gente cada vez más joven, son la plaga del siglo 21. Ellas están hiriendo al mundo y al pueblo elegido, debido a la codicia y al menosprecio de las fuentes alimenticias creadas por Dios. La iniquidad en la comida es la raíz de todas esas enfermedades crónicas y muchas más.

Veamos ahora por qué las carnes son inmundas y no deben ser consumidas por el pueblo de Dios: *"Esto comeréis de todos los animales que viven en las aguas: todos los que tienen aletas y escamas en las aguas del mar, y en los ríos, estos comeréis. Pero todos los que no tienen aletas ni escamas en el mar y en los ríos, así de todo lo que se mueve como de toda cosa viviente que está en las aguas, los tendréis en abominación. Os serán, pues, abominación; de su carne no comeréis, y abominaréis sus cuerpos muertos. Todo lo que no tuviere aletas y escamas en las aguas, lo tendréis en abominación* (Levítico 11:9-12).

¿Por qué la Palabra dice que comamos solo lo que tiene aletas y escamas? Los mariscos y moluscos (incluyendo las almejas, mejillones, ostras, y ostiones), así como los crustáceos (incluyendo los cangrejos, langostas, camarones y langostinos), no tienen aletas o escamas, por lo tanto, son inmundos. Estas criaturas son las que purifican las aguas de bacterias patógenas, como el cólera, que está asociada a las aguas negras sin tratar. Las almejas y las ostras pueden filtrar entre veinte y cincuenta galones de agua diariamente. Sin embargo, las toxinas permanecen en su carne, por lo que su consumo puede resultar en envenenamiento. Los mariscos también pueden concentrar la conocida "marea roja", la cual produce neurotoxinas que no se destruyen al cocinarse.

Además, la industria pesquera está cultivando estas criaturas cerca de las playas, donde abunda la contaminación por desechos químicos e industriales. Esto explica la mayor frecuencia de envenenamientos por mariscos. Está comprobado que los desechos industriales —como el mercurio, que es filtrado por los mariscos y pescados—, una vez que entran al cuerpo no pueden ser expulsados por la orina, el sudor o las heces fecales. De ahí que insista en que los mariscos son seres inmundos, abominables y peligrosos, pues son los que recogen virus, bacterias, parásitos y desperdicios tóxicos.

El bagre (catfish) es otro ejemplo de comida inmunda. Este pez, al igual que el tiburón y el pez espada, no tiene escamas. El bagre, especialmente el que habita cerca de las desembocaduras de los ríos al mar, es uno de los peces más contaminados; es el primero en ingerir los desechos químicos de las plantas industriales, y la basura que llega al mar por los ríos. El bagre en el agua equivale al buitre en la tierra. Vive en caños y canales insalubres, porque fue creado para comer desperdicios. Al igual que los camarones, langostas y otros mariscos, el bagre fue creado para limpiar las fuentes naturales de agua, pues tiene la capacidad de absorber los contaminantes sin enfermarse. Lo malo es que esos contaminantes sí se transmiten a los seres humanos.

El puerco, cochino o chancho, es otro ejemplo de comida inmunda. Dice la Biblia: "También el cerdo, porque tiene pezuñas, y es de pezuñas hendidas, pero no rumia, lo tendréis por inmundo" (Levítico 11:7). Come enormes cantidades de comida, y si se le deja sería capaz de comer hasta morir. Su forma de comer descontrolada hace que el ácido clorhídrico se diluya en su estómago. Eso hace que su carne absorba las toxinas, virus, parásitos y bacterias de lo que consume. Esos animales son sucios en extremo, pues se alimentan de basura, desperdicios, excrementos y carne podrida, por la cual, la toxicidad de su alimentación pasa a formar parte de su carne.

Para matar los parásitos del puerco hay que cocinar la carne a 120 grados centígrados o más. Quien vaya a comer cerdo debe asegurarse que el centro de la carne ha recibido fuego suficiente a esa temperatura; de lo contrario los parásitos no morirán. Esta es una de las razones por las que la triquinosis se contagia al ser humano. Además, como la carne de cerdo es extremadamente grasosa, y la mayoría de toxinas se acumulan en la grasa, consumir carne de cerdo produce diversas enfermedades crónicas. Por eso Dios prohibió consumir grosura animal. De la misma forma, la Biblia prohíbe comer mariscos, bagres y cochinos (Levítico 11).

En Levítico 3 Jehová prohíbe comer grosuras y sangre: "*Y el sacerdote hará arder esto sobre el altar; vianda es de ofrenda que se quema en olor grato a Jehová; toda la grosura es de Jehová. Estatuto perpetuo será por vuestras edades, dondequiera que habitéis, que ninguna grosura ni ninguna sangre comeréis*" (Levítico 3:16-17). También lo hace en Levítico 7: "*Habla a los hijos de Israel, diciendo: Ninguna grosura de buey ni de cordero ni de cabra comeréis. La grosura de animal muerto, y la grosura del que fue despedazado por fieras, se dispondrá para cualquier otro uso, mas no la comeréis. Porque cualquiera que comiere grosura de animal, del cual se ofrece a Jehová ofrenda encendida, la persona que lo comiere será cortada de entre su pueblo*" (Levítico 7:23-25).

Para quien infringe la Ley, el siguiente es el castigo: "*la persona que lo comiere será cortada de entre su pueblo*". Esto quiere decir que si una persona come grosura, animal muerto, sangre, o algún animal prohibido, viene a ser como un extranjero y no es digno de formar parte del pueblo de Dios. También queremos mencionar entre las comidas inmundas la mala costumbre de consumir vísceras (órganos) y los desperdicios que quedan después que se procesa el ganado. Esto lo vamos a tratar más en detalle en próximos capítulos, cuando hablemos sobre las tradiciones y costumbres.

Terminemos esta sección con una proclama muy importante del apóstol Pablo.

*Si, pues, coméis o bebéis, o hacéis otra cosa, hacedlo todo para la gloria de Dios. —1 Corintios 10:31*

¡El pueblo santo de Dios sirve de ejemplo!

## Medite sobre estos puntos

Todo lo que se desvía del propósito original de Dios tiene raíz de iniquidad.

La iniquidad niega la justicia de Dios.

La justicia está en constante lucha con la iniquidad, ya que la justicia de Dios es para alinear y corregir; así como el amor de Dios nunca deja de amar, la justicia de Dios, nunca deja de juzgar.

# La Pérdida de los Milagros

## Capítulo 7

*La pérdida de milagros es un llamado a la corrección, porque donde quiera que exista la iniquidad habrá un conflicto con la justicia de Dios.*

# La Pérdida de los Milagros

Éste es quizá el capítulo más corto de este libro, sin embargo, no podemos negar su gran importancia. Hay gente que, habiendo recibido un milagro de sanidad de cierta enfermedad crónica, luego lo pierden; en otras palabras, Dios los sana y vuelven a enfermar. Esto se debe a que la contaminación real de una persona está enraizada en su ser interior (corazón), el cual es pecaminoso (Mateo 15:18-20). Si Dios no sana a medias, sino por completo, entonces ¿por qué la persona se vuelve a enfermar? Porque aún está la raíz de iniquidad que origina la enfermedad. Por ejemplo, la mayoría de diabetes tipo II es causada por estilos de vida inadecuados, caracterizados por malnutrición. Si una persona malnutrida milagrosamente es sanada de diabetes tipo II, y luego pierde su milagro, es porque todavía tiene raíz de iniquidad, es decir continua mal nutriéndose.

Como mencionamos antes, la iniquidad niega la justicia de Dios, pues es una desviación del propósito y plan original del Creador. Si no lidiamos con ella, estaremos en constante lucha, ya que la justicia de Dios sirve para alinear y corregir. Donde quiera que esté la iniquidad tendrá un conflicto permanente con la justicia divina, tratando de enderezar la vida del hombre. La enfermedad es un llamado a la corrección. Por eso, si continúa comiendo chatarra, el exceso de comida procesada de malas fuentes de carbohidratos (harina blanca, pizza, arroz blanco, pan blanco, papa, pasta, etc.), el consumo de malas grasas, al igual que el descontrol de peso y la falta de ejercicio, entonces, la raíz de iniquidad mantendrá el cuerpo enfermo.

Somos seres tripartitos, aunque muchos cristianos, incluyendo ciertos pastores, solamente son duales. Es decir, solo se ocupan de la salud espiritual y la salud del alma. Este tipo de cristianos ha invertido mucho tiempo leyendo la Biblia y otros libros cristianos, recibiendo clases, yendo a seminarios, conferencias y talleres continuamente. También han invertido mucho tiempo en retiros y sesiones individuales de sanidad interior y liberación, pero han olvidado por completo el cuerpo. No conocen su funcionamiento básico, y como no saben de dónde proviene la salud, no saben cómo buscarla.

Para ellos, la salud corporal se limita a la higiene. Son obedientes y sensatos en lo espiritual y almático, pero desobedientes y testarudos con la salud del cuerpo. Muchos sufren de obesidad y de enfermedades crónicas, pero tienen grandes fortalezas producto de la desobediencia y la testarudez. Cuando les hablan de buena nutrición dicen, "Pero si yo como bien", "Yo me cuido". Otros dicen: "Entiendo, pero eso no me va a pasar a mí". Otros llegan al punto de decir: "¿Otra vez? Ya no me hables de salud o de comer bien; ¡simplemente, no quiero oírlo!" Por eso, la malnutrición ha pasado de ser un mal hábito a convertirse en una fortaleza mental.

No todas las enfermedades provienen del pecado, pero sí, todas las enfermedades tienen una raíz de iniquidad, porque la enfermedad en sí misma es iniquidad. Es una desviación del plan original de Dios. Como dijimos antes, Dios no creó la enfermedad. La enfermedad es una consecuencia de la caída, usada como artificio por el enemigo. En el jardín del Edén no existía muerte, por consiguiente, no existía enfermedad.

El paso más importante después de haber pecado no es el arrepentimiento, que es una obligación, sino determinar cuál es la raíz de iniquidad y desarraigarla como al sicomoro. Cuando enfrentamos una enfermedad debemos buscar la raíz de iniquidad. La solución para la enfermedad no es tratar con el fruto, sino desarraigar la raíz de iniquidad. Si recibe un milagro de sanidad, hay que remover la raíz de iniquidad para evitar la pérdida del milagro.

Una gran cantidad de enfermedades crónicas están siendo promovidas por estilos de vida erráticos. Es decir, todo pecado tiene una raíz de iniquidad que debe ser desarraigada. Veamos con un ejemplo la forma cómo trabaja la raíz de iniquidad, que crece hasta hacerse un árbol frondoso, y produce frutos de pecado. Vale la pena mencionar que esto no solamente aplica a la malnutrición, sino que aplica a todos los pecados.

La ignorancia alimenticia provoca el abuso y descontrol de los hábitos de comida. Estos a su vez abren puertas y ventanas a la malnutrición, que le da derecho legal al espíritu de gula para desarrollar la obesidad. En este caso, la ignorancia alimenticia es la raíz de iniquidad, el abuso y el descontrol son el pecado, la malnutrición son las ventanas que se abren al enemigo, el espíritu de gula es la forma en que somos acechados por el enemigo, hasta que finalmente la obesidad se manifiesta como enfermedad.

La obesidad oficialmente está considerada una enfermedad. Es la precursora de la hipertensión arterial, la diabetes, el cáncer, los accidentes cerebro-vasculares y las enfermedades cardiovasculares. Todas las enfermedades tienen un ciclo parecido al ciclo ilustrado por la ignorancia alimenticia. El objetivo es descifrar el ciclo para traer a la luz lo que está oculto, por cuanto la luz que ilumina lo oculto hace que se rompa el poder y el yugo que nos mantiene cautivos en la iniquidad alimenticia, la enfermedad y las malas costumbres.

El siguiente gráfico (Figura 1), muestra el ejemplo anterior en forma de árbol. La raíz del árbol representa la raíz de iniquidad, que es la ignorancia. El troco del árbol representa el pecado que es el abuso, el exceso y el descontrol. Las ramas representan las ventanas que se abren para que vengan los malos espíritus a acechar nuestras vidas, ésa es la malnutrición. Las hojas representan los malos espíritus, que en este caso es el espíritu de gula. Los frutos son las enfermedades o frutos del pecado; en este caso, la obesidad.

# El Árbol de la Iniquidad

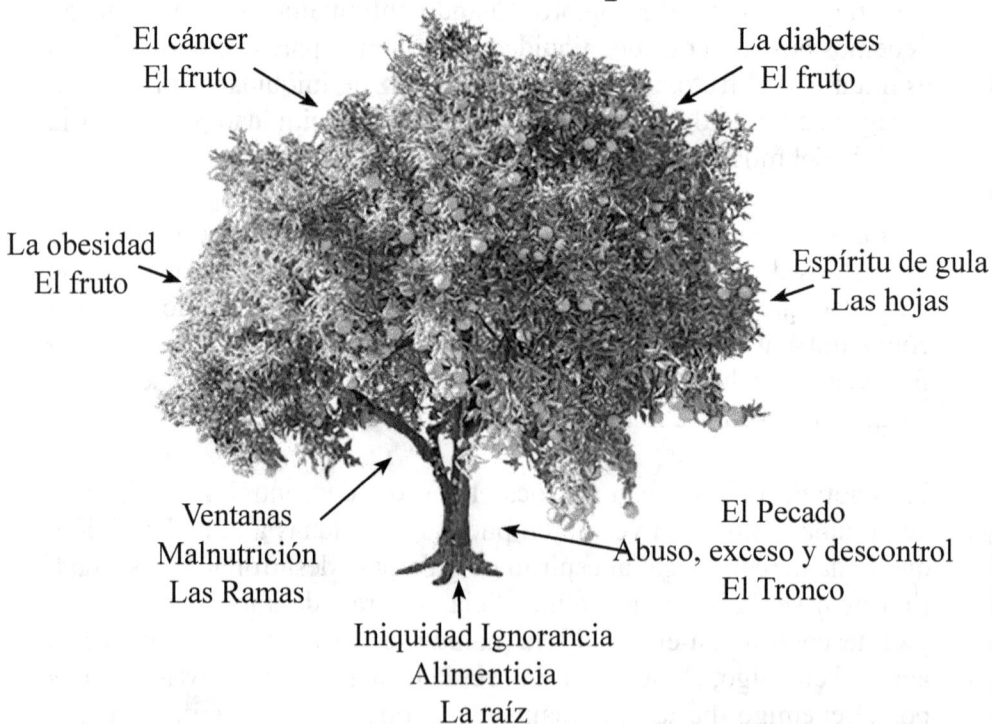

El cáncer
El fruto

La diabetes
El fruto

La obesidad
El fruto

Espíritu de gula
Las hojas

Ventanas
Malnutrición
Las Ramas

El Pecado
Abuso, exceso y descontrol
El Tronco

Iniquidad Ignorancia
Alimenticia
La raíz

**Figura 1**

*Perfecto eras en todos tus caminos desde el día que fuiste creado, hasta que se halló en ti maldad. A causa de la multitud de tus contrataciones fuiste lleno de iniquidad, y pecaste; por lo que yo te eché del monte de Dios, y te arrojé de entre las piedras del fuego, oh querubín protector.*
—*Ezequiel 28:15*

## Medite sobre estos puntos

Lo más importante después de haber pecado no es el arrepentimiento, lo cual es una obligación, sino determinar inmediatamente la raíz de iniquidad y desarraigarla como al sicomoro.

Cuando enfrentamos una enfermedad, debemos buscar la raíz de iniquidad.

La solución de la enfermedad no es tratar con el fruto sino desarraigar (sacar) la raíz de iniquidad.

La contaminación real de una persona tiene su raíz en su ser interior (su corazón), el cual es pecaminoso (Mateo 15:18-20).

*Sobre toda cosa guardada, guarda tu corazón; porque de él mana la vida.* —*Proverbios 4:23*

Guarda tu corazón de la ignorancia, abuso, exceso, descontrol y deseos pecaminosos.

# Rompiendo Ataduras con el Pasado

## Capítulo 8

*La luz que ilumina lo oculto*
*hace que se rompa*
*el poder del yugo.*

# Rompiendo Ataduras con el Pasado

El propósito de este capítulo es traer a la luz estilos de vida y hábitos perjudiciales para la salud. Cuando la luz de Dios ilumina lo oculto, hace que se rompa el poder y el yugo que nos mantiene cautivos en la iniquidad alimenticia, la enfermedad y las malas costumbres. Tenemos que romper las fortalezas creadas por la ignorancia, la desobediencia, las tradiciones y las costumbres alimenticias que le han dado paso a estilos de vida que van en detrimento de la salud. Si fuimos creados a imagen y semejanza del Altísimo, nuestro estilo de vida no debe ser definido o determinado por el ímpetu de los sentidos.

En Mateo 4:2-4 vemos cómo Jesús fue tentado con la comida en el desierto: *"Entonces Jesús fue llevado por el Espíritu al desierto, para ser tentado por el diablo. Y después de haber ayunado cuarenta días y cuarenta noches, tuvo hambre. Y vino a él el tentador, y le dijo: Si eres Hijo de Dios, di que estas piedras se conviertan en pan. El respondió y dijo: Escrito está: No sólo de pan vivirá el hombre, sino de toda palabra que sale de la boca de Dios".*

Como notaremos, en el versículo anterior, Jesús citó lo que dice Deuteronomio 8:3 cuando expresa: *"Y te afligió, y te hizo tener hambre, y te sustentó con maná, comida que no conocías tú, ni tus padres la habían conocido, para hacerte saber que no sólo de pan vivirá el hombre, más de todo lo que sale de la boca de Jehová vivirá el hombre".*

En este último verso, Moisés les recordaba a los israelitas por qué Dios les había dado el maná. Sin embargo, en el evangelio de Mateo, Jesús se enfoca en uno de los principios espirituales fundamentales, que es vivir según la palabra de Dios, en lugar de dejarse arrastrar por las necesidades carnales y naturales creadas por los impulsos de los sentidos: gusto, olfato, vista, audición, y tacto. La mayoría de personas a la hora de comer se dejan llevar más por el aroma, el sabor, el aspecto y la textura de la comida, sin importarles mucho el valor nutritivo de lo que comen. Más, la Palabra nos manda conocer la verdad para ser libres (Juan 8:32).

# El problema: Estilos de vidas perjudiciales para la salud

Las siguientes son algunas de las características más prominentes de los estilos de vida perjudiciales para la salud. Son las responsables de todas las enfermedades y quebrantos emocionales que aquejan a millones de seres humanos en el mundo. La última característica (la desnutrición, la sobrealimentación, y el sobrepeso) la trataremos ampliamente más adelante, por la importancia de la misma y el impacto que tiene sobre las enfermedades crónicas.

## La ausencia o la constricción de Dios

La ausencia de Dios en nuestras vidas es un problema que muchos tienen, aun sin darse cuenta; sin embargo, sus consecuencias son desbastadoras. Quien vive sin Dios siente un vacío interior que necesita llenar, y trata de llenarlo de diferentes maneras. Sin embargo, como ese vacío proviene de una parte intrínseca de lo que somos —el espíritu—, por lo general no tenemos conciencia del mismo. Experimentamos el sentimiento, pero no entendemos ni nos damos cuenta que es una carencia espiritual, que la Biblia llama una necesidad de beber *agua viva* que sacia para vida eterna (Juan 4).

Somos seres espirituales y tenemos necesidades espirituales que solo pueden ser llenadas por el Espíritu Santo. Algunos sienten el vacío interior y son impulsados a llenarlo con otras personas, o con propósitos de vida, aunque la mayoría de ellos estén equivocados. En otros el vacío interior no se manifiesta como un sentir, sino como inconformidad, que los impulsa a perseguir objetivos personales en sus vidas. Por falta de discernimiento espiritual no entendemos que somos seres espirituales, y que nunca nos conformaremos con las experiencias naturales, porque fuimos diseñados para experimentar lo sobrenatural. Dios es sobrenatural, y fuimos creados a Su imagen y semejanza, por lo que tenemos la necesidad de experimentarlo.

Hay quienes quieren llenar el vacío interior con la compañía de otras personas, una carrera profesional que permita escalar posiciones, tener una casa más grande, comprar un bote, o viajar por el mundo. Pasamos gran parte de nuestras vidas buscando entretenimiento para llenar el vacío espiritual, con personas, actividades y objetos, hasta que caemos en cuenta que lo que necesitamos es la llenura del Espíritu Santo.

Algunos hombres y mujeres piensan que lo que necesitan es un matrimonio, y se casan pensando que ese vacío espiritual va a ser llenado por su cónyuge, la familia, o los hijos. Luego sufren un desengaño cuando el vacío interior continúa, y terminan divorciándose. La mujer samaritana, en Juan 4, ni siquiera sabía que tenía un vacío interior, y Jesús tuvo que ayudarla a identificar su situación. Ella tenía un vacío tan grande y su alma estaba tan seca, que andaba buscando en los hombres alguien que saciara su sed espiritual. Como ella, muchas personas beben del agua equivocada, por eso su sed nunca se sacia.

*Vino una mujer de Samaria a sacar agua; y Jesús le dijo: Dame de beber. Pues sus discípulos habían ido a la ciudad a comprar de comer. La mujer samaritana le dijo: ¿Cómo tú, siendo judío, me pides a mí de beber, que soy mujer samaritana? Porque judíos y samaritanos no se tratan entre sí. Respondió Jesús y le dijo: Si conocieras el don de Dios, y quién es el que te dice: Dame de beber; tú le pedirías, y él te daría agua viva. La mujer le dijo: Señor, no tienes con qué sacarla, y el pozo es hondo. ¿De dónde, pues, tienes el agua viva? ¿Acaso eres tú mayor que nuestro padre Jacob, que nos dio este pozo, del cual bebieron él, sus hijos y sus ganados? Respondió Jesús y le dijo: Cualquiera que bebiere de esta agua, volverá a tener sed; más el que bebiere del agua que yo le daré, no tendrá sed jamás; sino que el agua que yo le daré será en él una fuente de agua que salte para vida eterna. La mujer le dijo: Señor, dame esa agua, para que no tenga yo sed, ni venga aquí a sacarla. — Juan 4:7-15*

El agua que Jesús nos da es vida espiritual. "*Si alguno tiene sed, venga a mí y beba*", dice Jesús (Juan 7:37). El verbo "venir" aparece en presente continuo, lo que significa que buscar la comunión con Jesús debe ser una acción continua y repetida. Debemos beber una y otra vez, hasta saciarnos, todos los días. La prioridad y el centro de nuestra vida debe ser Dios. Nuestras necesidades espirituales solo pueden ser saciadas por Dios. La única receta para tener un matrimonio exitoso es llenar primero el vacío interior con el Espíritu Santo; solo de esa manera el cónyuge vendrá a ser el complemento perfecto de nuestra vida. El cónyuge no puede llenar necesidades espirituales, solo complementa y enriquece la vida de la pareja y de la familia.

Todos necesitamos la llenura del Espíritu Santo. La incredulidad y la falta de fe son problemas espirituales que solo pueden ser sanados en lo espiritual. Cuando una persona incrédula piensa que no se va a sanar, no importa que tan efectiva sea la medicina, no se sana. Porque las enfermedades espirituales solo pueden ser sanadas espiritualmente. Tanto la incredulidad como la falta de fe conducen al ser humano a sufrir enfermedades espirituales, las cuales le impiden que experimente su máximo potencial y logre el propósito para el cual fue creado.

La mayoría de causas que producen quebrantos y enfermedades, se deben a la falta de Dios en las vidas de esas personas. Muchos padecimientos físicos se originan en el espíritu, y por más que sean tratados en lo físico no pueden ser sanados. Y es que los fármacos no pueden sanar enfermedades espirituales. Los medicamentos solo combaten los síntomas físicos, pero no remueven las causas que originan la enfermedad.

## La ausencia de emociones y pensamientos positivos

Debido a las múltiples experiencias vividas, cada persona construye su propia realidad. La interpretación consciente o inconsciente que hace de esa realidad puede tener efectos positivos o negativos para la salud. Los pensamientos y emociones negativos, con frecuencia son responsables de enfermedades. Muchas de ellas son psicosomáticas, porque comienzan en la mente, pero luego somatizan en el cuerpo.

El papel de los pensamientos y emociones negativas no se limita solo al hecho de provocar o causar enfermedades, sino que también influye en su desarrollo, agravamiento y cronicidad. Las emociones negativas no controladas tienen la tendencia de escalar a nuevas dimensiones. Por ejemplo, las ofensas traen el rechazo, el rechazo conduce a la amargura, la amargura lleva al odio y el odio atrae tragedias e incluso la muerte. Por eso es que muchas veces un pequeño problema doméstico escala hasta el punto de conducir a alguien a la muerte.

Durante este ciclo, y dependiendo de la intensidad de los sentimientos, una persona rechazada, amargada o con odio, puede sucumbir ante una enfermedad. De la misma forma, una gran desilusión, una tragedia o una pérdida irreparable pueden generar enfermedades crónicas y hasta la muerte. La toxicidad creada por una prolongada o intensa negatividad de pensamientos y sentimientos causan enfermedades crónicas. Las heridas, amargura, resentimiento, tristeza, falta de perdón, rechazo y otros problemas espirituales solo pueden ser sanados por Dios. El tiempo no borra las heridas, porque al revivir una experiencia similar, la vieja herida se abre y empieza a sangrar.

Solo Dios sana el corazón y remueve la raíz de amargura, el resentimiento, la tristeza, la falta de perdón, el rechazo y otros problemas espirituales. De ahí que la base de un estilo de vida saludable es permitir que Dios entre a formar parte integral de nuestras vidas. Las emociones como la ira, el estrés, la depresión y la ansiedad, son procesos adaptativos que preparan al organismo para la acción. Por ejemplo, la ira prepara el cuerpo para la autodefensa, mientras que el miedo lo prepara para la protección.

## La ausencia de flujo adecuado en el sistema nervioso

El sistema nervioso —que comprender el cerebro y la columna vertebral— es una de las entidades más complejas que conforman el ser humano. Es responsable de gobernar y orquestar todos los procesos corporales. El sistema nervioso sana el cuerpo humano, y Dios puso inteligencia divina en él para trabajar en conjunto con otros sistemas, tales como el endocrino y el sistema inmune, a fin de protegerlo de cualquier amenaza externa, y mantener el estado de homeóstasis.

Debido a su importancia, tanto el cráneo como la vértebra de la columna son de hueso, y sirven para proteger este sistema tan complejo. Es a través del sistema nervioso que fluye la energía que transmite información a otros sistemas, órganos, células y tejidos, la cual sirve para el correcto funcionamiento del cuerpo humano. La columna vertebral se compone de veinticuatro vertebras o segmentos móviles, pero debido a una serie de factores, como accidentes, malos hábitos y malas posturas, algunos ven alterada su capacidad de funcionamiento o de perfecto movimiento. Cuando esto ocurre, se producen interferencias sobre el sistema nervioso, que limitan su capacidad para organizar el trabajo del organismo, y mantener un óptimo nivel de salud. Este fenómeno se conoce como Complejo de Subluxación. La subluxación quiropráctica es un conjunto de cambios funcionales, estructurales, incluso patológicos principalmente a nivel de la columna vertebral, que comprometen la función del sistema nervioso (interferencia), pudiendo influir en la normal actividad de otros sistemas del organismo y en consecuencia, en la salud. Los accidentes, los malos hábitos y la ignorancia del cuidado adecuado de la columna vertebral contribuyen a la subluxación de la misma. La subluxación vertebral se desarrolla silenciosamente, robando años de vida útil al ser humano.

## La ausencia de un ambiente interno puro y el uso de sustancias nocivas

La drogodependencia, también llamada drogadicción o farmacodependencia, es un problema de salud causado por el frecuente uso de sustancias adictivas llamadas drogas. La adicción a fármacos o la farmacodependencia, es el uso compulsivo de una sustancia a pesar de sus consecuencias negativas, las cuales pueden ser graves. La drogadicción es el uso excesivo de una droga o su uso para fines distintos a los propósitos médicos. La dependencia física es la necesidad de una droga para desempeñar algo.

Hay algunas sustancias que no causan adicción, pero que sí provocan dependencia física, por ejemplo, algunos medicamentos para la presión sanguínea. También hay otras sustancias que causan adicción sin tener dependencia física; por ejemplo, la cocaína, cuya adicción se caracteriza por llevar a la persona a un estado de depresión. El uso indiscriminado y excesivo de fármacos tiene dos consecuencias perjudiciales: el riesgo de adicción y los efectos secundarios. Toda droga genera efectos secundarios. Las personas que utilizan drogas para aliviar el dolor pueden volverse dependientes.

El alcoholismo supone un serio riesgo para la salud. A menudo conlleva el riesgo de muerte prematura como consecuencia de afecciones de tipo hepática. Por ejemplo, la cirrosis, las hemorragias internas, la intoxicación alcohólica, el carcinoma hepatocelular o hepatocarcinoma (cáncer del hígado), los accidentes y hasta el suicidio.

Según la Organización Mundial de la Salud, el tabaco es la primera causa de invalidez y muerte prematura del mundo. Las drogas interfieren en los mecanismos neurológicos y biológicos, en particular en las sustancias químicas que transmiten los mensajes entre las células del sistema nervioso (neurotransmisores) y se fijan en los receptores específicos del cerebro. Los efectos de las drogas sobre el cerebro se caracterizan por confusión mental, delirio, alucinaciones y comportamiento generalmente agresivo.

## El sedentarismo físico o la ausencia de movimiento

El sedentarismo físico se define como la falta de ejercicio físico en la vida de una persona. Esto pone al organismo en una situación vulnerable ante todas las enfermedades, especialmente las cardíacas. El sedentarismo físico se presenta con mayor frecuencia en la vida moderna urbana, en sociedades altamente tecnificadas, donde todo está pensado para evitar grandes esfuerzos físicos, en las clases altas y en los círculos intelectuales, donde las personas se dedican más a dirigir y a realizar actividades intelectuales.

Como consecuencia del sedentarismo físico viene la obesidad, que es una patología preocupante en los países industrializados. La obesidad está asociada al deterioro cognitivo, debido a que causa inflamación en todo el cuerpo. La obesidad incrementa la inflamación y sube los niveles de pequeñas sustancias químicas llamadas citoquinas, las cuales dañan considerablemente el funcionamiento del cerebro. Las citoquinas son responsables de la comunicación intercelular. Debido a esto, tanto el alzhéimer como el párkinson, la esclerosis múltiple y el autismo, se caracterizan por presentar citoquinas extremadamente dañadas.

Uno de los beneficios del ejercicio es que revierte el deterioro cognitivo. Ratones obesos que corrieron de tres a seis millas por semana, durante tres meses, redujeron peso. El ejercicio ayuda al crecimiento de nuevas células en el cerebro; por el contrario, el deterioro cognitivo está asociado con el encogimiento del cerebro (atrofia). Las personas que con regularidad hacen ejercicio, tienen menor reducción del cerebro. De hecho, el ejercicio hace crecer el cerebro. Al respecto, Kirk I. Erickson, PhD de la Universidad de Pittsburgh, reportó que adultos entre 60 y 80 años, que caminan moderadamente entre 30 y 45 minutos, al menos tres días a la semana, presentan un incremento de dos por ciento del volumen del hipocampo (región del cerebro asociada con la memoria).

El ejercicio promueve la neurogénesis (nacimiento de neuronas), y ayuda a las células del cerebro a aprender cómo hacer multitareas. Con la edad, las células madre en el cerebro tienden a ponerse menos activas y producen menos células, lo cual disminuye las funciones del cerebro. El ejercicio reduce el estrés, incrementa el nivel hormonal, incrementa el flujo de sangre al cerebro, promueve el buen humor, y ayuda a neutralizar el estrés. Después de hacer ejercicios constantes por tres meses, si de repente se para el ejercicio por largos períodos de tiempo, el cuerpo pierde su tono muscular, incluyendo el cerebro, tal como lo sugieren estudios de la Sociedad de Neurociencia.

## Otras consecuencias de la falta de ejercicio

- La persona sedentaria no quema las grasas que consume y éstas se almacenan en el tejido adiposo, especialmente en el área del abdomen.

- La obesidad es precursora de enfermedades crónicas, tales como la hipertensión arterial, la diabetes, el cáncer, las enfermedades cardiovasculares y los accidentes cerebro-vasculares; además contribuye a la depresión y a la ansiedad.

- La carencia de actividad física hace que los huesos pierdan fuerza y se debiliten. Esto contribuye a que se produzcan enfermedades óseas, como la osteoporosis, que se caracteriza por el debilitamiento de los huesos.

- Otro efecto del sedentarismo es el cansancio constante y la falta de energía para ejecutar cualquier actividad que requiera esfuerzo físico, como subir escaleras, caminar, levantar objetos, agacharse, o levantarse del suelo.

- La inactividad física disminuye la efectividad del metabolismo, y hace que la persona se vuelva propensa a sufrir lesiones del sistema de soporte. También vienen las malas posturas debido a la pérdida de tono muscular.

## Ausencia de nutrientes, desnutrición, sobrealimentación y sobrepeso

La desnutrición es la falta prolongada, o la insuficiencia, de ciertos nutrientes necesarios. Es también la ingesta excesiva y prolongada de otros nutrientes a niveles tóxicos para el cuerpo.

El consumo excesivo de azúcar, malas grasas y productos tóxicos, producen desnutrición, toxicidad e inflamación en el cuerpo. Esto degena en sobrepeso, obesidad, enfermedades crónicas y desórdenes psicológicos.

Uno de los problemas principales que incide en la malnutrición, es la reducción de la densidad de nutrientes en la comida. Este hecho hace necesario que toda persona complemente su dieta diaria con suplementos vitamínicos, minerales, proteínas y grasas.

En el ejemplo que sigue, se citan los cambios de nutrientes que han sufrido seis importantes alimentos, desde 1951 hasta 1999. Estos alimentos son: la manzana, el brócoli, la banana, la cebolla, la papa y el tomate.

| Los nutrientes de la comida y el cambio en porcentaje sufrido desde 1951 hasta 1999 | | | | | | | |
|---|---|---|---|---|---|---|---|
| | Calcio | Hierro | Vitamina A | Vitamina C | Tiamina | Riboflavina | Niacina |
| Manzana | 20.0 | -55.3 | -41.1 | 16.0 | -75.0 | -66.7 | -30.0 |
| Brócoli | -23.8 | -41.7 | -81.2 | -13.0 | 0.0 | -100.0 | -1.4 |
| Banana | -62.8 | -33.9 | -55.9 | -10.1 | -40.0 | -42.9 | -2.7 |
| Cebolla | -37.5 | -52.9 | -100.0 | -54.8 | 56.9 | -41.2 | 135.3 |
| Papa | -27.5 | -58.6 | -100.0 | -57.4 | -14.6 | -50.0 | 44.9 |
| Tomate | -55.7 | -18.8 | -43.4 | -1.6 | 0.0 | 21. | 46.3 |

Fuente: www.globalhealingcenter.com

La papa, una vez cocida, básicamente se convierte en un almidón (pura azúcar) que solo aporta calorías y pocos nutrientes. El 69.5 por ciento de los estadounidenses tiene deficiencias de vitamina D, y estos niveles bajos son responsables de casi el 13 por ciento de las muertes en Estados Unidos.

## ¿Qué tienen de malo la comida rápida y la comida procesada?

El consumo de comida rápida y procesada conlleva a una dieta excesiva en azúcar, sal y grasas malas. Además, incluye químicos, tales como aditivos, edulcorantes y preservativos, los cuales son perjudiciales para la salud. El consumo excesivo de azúcar, sal, grasas y aditivos químicos producen intoxicación e inflamación celular. La intoxicación y la inflamación celular son los efectos comunes encontrados en las enfermedades crónicas. Como regla general, el exceso en la ingesta de nutrientes específicos produce toxicidad, y ésta produce inflamación celular. Una dieta sobrecargada de grasas, o de carbohidratos produce toxicidad en el cuerpo.

Recientemente la "Comisión de Referencia de Ingesta Dietética" publicó los niveles máximos de ingesta de ciertas vitaminas y minerales, después de los cuales estos se vuelven tóxicos para el cuerpo. Por ejemplo, se conoce el nivel máximo de ingesta de vitamina $B_6$, ácido fólico, Colina, vitamina C, vitamina A, vitamina D, vitamina E, Sodio, Cloruro, Potasio, Calcio, Fósforo, Magnesio, y Sulfato. De la misma forma, el exceso de agua contribuye a una condición conocida como hiponatremia (desequilibrio electrolítico) la cual con frecuencia es detectada en los atletas de resistencia.

## ¿Cuál es la causa de la mayoría de enfermedades crónicas?

Es fácil decir —aunque difícil entender—, que el excesivo consumo de azúcar, sal, grasas malas y químicos están causando la mayoría de enfermedades crónicas. Analicemos:

### Azúcar y edulcorantes

Por ser económica y adictiva, atrapa al consumidor, y aun cuando sea orgánica, sigue siendo azúcar. Doscientos años atrás, el estadounidense promedio consumía 2 libras de azúcar por año, hoy consume 152 libras de azúcar por año. Esto equivale a 3 libras de azúcar por semana o 41 cucharaditas de azúcar por día. Recuerde que no es solamente el azúcar de mesa; es también el azúcar que contienen las sodas, jugos, meriendas, condimentos, pizza, arroz, pan, enlatados, papa, pasta, pasteles, pastelitos, comida rápida, y en toda la comida procesada; incluso en la sal de mesa.

La falta o deficiencia prolongada en el consumo de nutrientes que necesitamos, así como el consumo excesivo de nutrientes que no necesitamos producen desnutrición, toxicidad, e inflamación. Esto conduce a la gordura, obesidad, enfermedades crónicas, y desórdenes psicológicos. La gordura es una epidemia que se propaga alrededor del mundo. Ha llegado al punto que, tanto las líneas aéreas, los estadios y otros lugares públicos, han tenido que hacer reformas, a fin de colocar sillas más anchas, debido a la creciente demanda de clientes con exceso de peso.

La mayor fuente de calorías en Estados Unidos proviene de las gaseosas. El estadounidense promedio consume 55 galones de gaseosas al año, mientras que los niños entre 6 y 11 años consumen 19 galones de jugos por año, y los jugos contienen más azúcar que las gaseosas.

El azúcar es económico y adictivo, por lo que las compañías manufactureras la usan para que el consumidor compre más y más sus productos. La adicción al azúcar hace que las personas compren más. No importa que ésta sea orgánica, sigue siendo azúcar.

Los alimentos conocidos como "Calorías sin valor nutritivo", derivan de comidas pobres en nutrientes y de alto contenido calórico, entre ellos la azúcar, dextrosa, maltosa, glucosa, fructosa, edulcorante de maíz, sirope de maíz, sacarosa, sirope de sorgo, sorbitol, lactosa, molasas, azúcar morena, sirope, concentrados de jugos de frutas, y sirope de maíz de alta fructosa, almíbar, sacarosa, malta de cebada, azúcar de remolacha, almíbar de arroz y miel. Asimismo, en la industria alimentaria se utiliza una variedad de edulcorantes alternativos al azúcar, tales como el xilitol, manitol o sorbitol, los cuales están presentes en gran cantidad de caramelos o chicles.

A los azúcares comúnmente usados en el alcohol se les llama polialcoholes. Estos se consideran edulcorantes calóricos, y generalmente se obtienen de otro hidrato de carbono simple, como la glucosa o la xilosa. Estos azúcares no requieren insulina para metabolizarse, por lo que no elevan rápidamente la glucemia en el organismo, sino que producen una respuesta mucho más lenta. Por lo mismo se les usa en alimentos para diabéticos, o gente con triglicéridos altos. Otra ventaja de los edulcorantes es que no favorecen la formación de caries, pues son menos fermentables por las bacterias de la boca. La desventaja de esos azúcares es que tienen un consumo limitado a los 50 gramos diarios. Consumirlos en exceso causa malestares gastrointestinales, diarrea y flatulencia, pues una vez que exceden los 50 gr. diarios se vuelven tóxicos.

Estos edulcorantes proporcionan 4 Kcal por gramo, y no está comprobado que su efecto calórico pueda reducirse. Aunque no son útiles para adelgazar o reducir calorías, ayudan a no elevar la glucemia en la sangre. Una alternativa mejor es la Stevia, pero conviene adquirirla de fuentes seguras, debido a que hay una Stevia transgénica a la que le han eliminado sus propiedades curativas.

Los edulcorantes como NutraSweet (asparteme), sacarina y esplenda (sucralosa) son químicos adictivos y nocivos a la salud, que están asociados con el aumento del consumo de azúcar. La historia detrás de estos productos es bastante preocupante y dudosa. No vale la pena tomar el riego de consumir estos productos para endulzar comidas y bebidas, y luego descubrir que la toxicidad de los mismos ha comprometido un órgano vital de nuestro cuerpo, o la salud de un ser querido.

El asparteme tiene una lista larga de problemas que incluyen daños del cerebro. La sacarina está vinculada al cáncer y la esplenda (sucralosa) está vinculada al agrandamiento de los riñones y el hígado, el encogimiento de la glándula timo, el aborto, y otra serie de problemas. La sucralosa no está aprobada en la mayoría de países europeos. Todo eso está bien documentado, y le sugiero hacer una búsqueda en internet, antes de consumir estos productos.

A las comidas se les agregan azúcares y edulcorantes, para mejorar el sabor y crear adicción. También se le agregan aromatizantes para mejorar el sabor. De los dos mil aromatizantes que existen, más de mil quinientos son sintéticos. En muchos casos, a los alimentos etiquetados "con poca grasa" se les agrega sal y grasas hidrogenadas para mejorar el sabor. Al final, estos alimentos resultan ser más altos en calorías por las grasas hidrogenadas y los más de tres mil aditivos distintos.

Nos han hecho creer que el exceso de grasas es lo que causa las enfermedades del corazón y la obesidad, y que el azúcar es una fuente de energía. Sin embargo, la realidad es que el primer alimento en causar enfermedades es el exceso de carbohidratos (azúcares), seguido de las grasas malas que consumimos diariamente.

## Las grasas

¡No es la grasa sino lo que el hombre hace con ella lo que es perjudicial para la salud! Nos han hecho creer que el exceso de grasas es lo que causa las enfermedades del corazón y la obesidad, y que el azúcar es una fuente de energía. Cuando en realidad, el primer alimento que causa enfermedades es el exceso de carbohidratos (azúcares) y malas grasas que consumimos diariamente. Lo cierto es que no se ha hecho el primer estudio serio que diferencie las grasas saludables de las grasas perjudiciales para la salud. Esto ha traído como consecuencia la creencia errónea de que todas las grasas son perjudiciales, por el contrario, la buena grasa es uno de los nutrientes faltantes en nuestra dieta.

Las grasas dañinas son aquellas que han sido desnaturalizadas por los procesos industriales, al ser extraídas de sus fuentes originales. Comúnmente en este proceso se usan altas temperaturas y químicos. También se usan procesos industriales para la creación de grasas hidrogenadas (grasas trans) y parcialmente hidrogenadas.

Todos estos procesos producen cambios en su diseño original, lo que dificulta su reconocimiento y asimilación por el cuerpo humano. Estas grasas se adhieren a la membrana celular y dificultan la permeabilidad de nutrientes, la desintoxicación y la eliminación de desechos celulares. Esto contribuye a la inflamación y al sobrepeso. La mala grasa también se adhiere a las paredes arteriales, causando inflamación y daño, que provocan los ataques al corazón y accidentes cerebro-vasculares.

Veamos la técnica de extracción del aceite de oliva, que proviene de la antigüedad. Pese a las muchas innovaciones en equipos, la técnica es la misma; la producción industrial no ha erradicado el método tradicional. Pese a que hay aceites de oliva desnaturalizados, el único método de extracción que no desnaturaliza el aceite de oliva es el etiquetado como "prensado en frío" o "extraído en frío", que se hace en base a presión mecánica. Esto significa que, para su extracción, los olivos no son sometidos a altas temperaturas, procesos químicos ni a otro proceso que los desnaturalice, oxiden o rancien, y esto aplica a todo tipo de aceites.

Entre las siete denominaciones del aceite de oliva que siguen a continuación, sólo las primeras cuatro son comestibles, pero sólo las dos primeras son "verdadero y saludable" aceite de oliva.

- Aceite de oliva extra virgen o virgen extra

- Aceite de oliva virgen

- Aceite de oliva refinada

- Aceite de oliva

- Aceite de orujo de oliva crudo

- Aceite de orujo de oliva refinado

- Aceite de orujo de oliva

Entre estos, recomendamos comprar el que dice en la etiqueta "extra virgen", "prensado en frío" o "extracción en frío".

**Tipos de grasas.** Existen grasas naturales y grasas creadas por el hombre. Las grasas naturales son las grasas saturadas, las monoinsaturadas y las grasas poliinsaturadas. Las grasas trans y el aceite Canola son grasas que han sido manufacturadas por el hombre.

**Las grasas trans** o aceites hidrogenados no existen en la naturaleza. Estos aceites son creados por el hombre forzando hidrógeno a grasas que no son hidrogenadas para hacerlas más estables y así prolongar la vida útil de los alimentos en los estantes y neveras de los supermercados. Como hay una desviación del diseño original, estas grasas no son reconocidas por el cuerpo y se vuelven inflamatorias. Muchos productos contienen grasas trans a pesar de que se han venido aboliendo en los EEUU. Por ejemplo, si el contenido por porción es menos de 500 miligramos, las comidas pueden ser etiquetadas como "libre de grasas trans".

**Grasas Saturadas.** Mientras que tradicionalmente se nos ha enseñado que nos alejemos de las grasas saturadas, la ciencia nos indica todo lo contrario. Las grasas saturadas son grasas estables que tienen un alto grado de resistencia a la oxidación. Mientras más grasa saturada contenga un aceite, menos susceptible será a la rancidez ¡Dios puso grasas saturadas en la leche maternal! Las grasas saturadas son críticas para el crecimiento infantil y la sobrevivencia. ¡Las grasas saturadas claves en la leche materna son el ácido butírico, ácido caprílico, ácido láurico, ácido palmítico y el ácido esteárico que son fundamentales para el funcionamiento del cerebro! Las grasas saturadas son antivirales, antifungicidas, anticaries, antiplaca, y el combustible preferido del corazón. Las grasas saturadas reducen el colesterol LDL (malo), y previenen la oxidación del colesterol. Las buenas grasas ayudan al cuerpo a quemar grasas. La buena grasa es el nutriente faltante en la dieta americana. Las grasas son los precursores de las hormonas, y el 90% de las mujeres en América tienen deficiencias hormonales. Las buenas grasas son necesarias para el funcionamiento del cerebro y articulaciones. Se les llama grasas saturadas porque los ácidos grasos están compuestos de una cadena de átomos de carbón con todos los átomos de hidrógeno completo.

Se les llama grasas saturadas, porque los ácidos grasos están compuestos de una cadena de átomos de carbón con todos los átomos de hidrógeno completos. La siguiente estructura pertenece al ácido láurico, el cual es abundante en el aceite de coco.

**Lauric Acid**

**Grasas monoinsaturadas.** El aceite de oliva extra virgen es el mejor representante de este tipo de grasa porque es menos susceptible a la rancidez que otros aceites vegetales (polisaturados) gracias a que una gran cantidad de su grasa insaturada es monoinsaturada. El aceite de oliva extra virgen contiene aproximadamente 75% de grasas monoinsaturadas, algo inusual para un aceite vegetal. El aceite de oliva, es vulnerable a la oxidación porque tiene dos átomos de hidrógenos faltantes entre el noveno y el décimo carbono, y por eso tiene un doble enlace (signo igual). Esta grasa está clasificada como omega 9 porque el doble enlace se encuentra en la novena posición. La siguiente estructura pertenece al ácido oleico, el cual es abundante en el aceite de oliva.

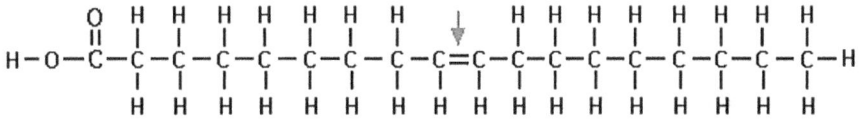

**Oleic Acid- Monounsaturated Fatty Acid**

**Grasas Poliinsaturadas**. Los omegas 3 y 6 pertenecen a estas grasas, y bajo este grupo pertenecen los aceites vegetales que suelen tener más grasa poliinsaturada que grasa monoinsaturada, y esta es una de las razones por las que son particularmente susceptibles a la rancidez. Estos aceites son procesados por procesos químicos de extracción utilizando solventes que producen aceites en abundancia, muy barato y rápidamente. El problema con los procesos químicos de extracción es la rancidez o enranciamiento del aceite, producto de la descomposición de la grasa debido a su exposición a altas temperaturas, el aire, el calor o la luz. Esto a su vez hace que el aceite se oxide y se formen radicales libres. Este proceso químico destruye los nutrientes. La ley no requiere que la rancidez del aceite sea reportada en las etiquetas de comidas.

La grasa poliinsaturada es la grasa más vulnerable a la oxidación, porque tiene más de dos átomos de hidrógenos faltantes. El aceite poliinsaturado vegetal es tan vulnerable a la rancidez que a temperatura ambiente y bajo luz de baja intensidad se oxidan dentro de la botella. El aceite vegetal poliinsaturado durante el proceso de refinación es blanqueado (usando químicos con las mismas propiedades del cloro) y desodorizados para evitar el olor y el sabor de la descomposición química del aceite. El color del aceite luego de la refinación es de un amarillo grisáceo, producto de la oxidación. Todos los aceites vegetales en los supermercados tienen cierto grado de ranciedad.

La siguiente estructura pertenece al ácido linoleico, el cual es abundante en los aceites vegetales. Note que el aceite vegetal es poliinsaturado, es decir, le faltan cuatro hidrógenos y por eso tiene dos enlaces dobles (signo igual) entre el sexto y séptimo carbono, y entre el noveno y el décimo carbono.

**Linoleic Acid- Polyunsaturated Fatty Acid**

*La canola,* no es un vegetal, una planta o un animal. La canola no existe en la naturaleza. El aceite canola es una manipulación genética de la semilla de colza, la cual ha sido alterada para reducir sus niveles tóxicos de ácido erúcido. Colza, en el lenguaje inglés, se traduce como "Rape" que significa violación. Es decir que, si lo tradujéramos literalmente, sería aceite de semilla violada. Con ese nombre sería imposible comercializarlo. Esa ha sido una de las razones por las cuales ese aceite fue bautizado con las siglas Canola, que provienen de "**Can**adian **O**il **L**ow **A**cid" o Aceite Canadiense Bajo en Ácido.

Se nos ha hecho creer que el aceite canola, por ser monoinsaturado, como el aceite de oliva, es un aceite más saludable que los aceites vegetales que son poliinsaturados. Lo cierto es que la colza no es mala; lo malo es el proceso industrial de producción del aceite, que incluye la manipulación genética de la semilla de colza. Tanto el proceso industrial para la extracción de la colza como el proceso químico para reducir la acidez, blanquear y desodorizar el aceite, calentándolo a temperaturas de 300° F, desnaturalizan y oxidan el aceite.

*La Margarina.* Al igual que el aceite canola, la margarina es una grasa creada por el hombre. Es una grasa trans, que se forma cuando el aceite líquido se transforma en una grasa sólida añadiendo hidrógenos. A este proceso se le llama hidrogenación y sirve para incrementar el tiempo de vida útil de los alimentos. La margarina es perjudicial para la salud por las mismas razones que citamos con los aceites vegetales y el aceite canola. La margarina encontró su auge en EEUU, como sustituto de la mantequilla durante el tiempo de la revolución del "Low Fat - No Fat" de los años 60 y 70. Hoy las nuevas margarinas no están hechas con aceites hidrogenados, pero son hechas con aceites de vegetal rancios que, como ya explicamos antes, son perjudiciales para la salud. La margarina es una fuente de grasa perjudicial para la salud.

*La mantequilla.* La mantequilla tiene un mayor contenido en grasa saturada y por cientos de años ha sido consumida por diversas culturas sin ningún riesgo de enfermedad para el corazón. La mantequilla contiene ácido araquidónico conjugado que ayuda al funcionamiento del cerebro, y ácido linoleico conjugado que ayuda al metabolismo de grasas y a quemar grasas. La mantequilla es una fuente de grasa saludable para el cuerpo humano.

**Las enfermedades crónicas más prevalentes**

A continuación, tenemos las cuatro enfermedades crónicas más prevalentes en la actualidad, y su relación con el azúcar, las malas grasas y la toxicidad.

*La obesidad.* Cuando los carbohidratos (azúcares) son digeridos en el estómago pasan al intestino donde son absorbidos y llevados al torrente sanguíneo. Para mantener el estado de homeóstasis, el cuerpo humano debe tener de 1 a 2 cucharaditas de azúcar en la sangre. En mayores cantidades, el cuerpo humano se arriesga a caer en estado de coma o incluso morir. Es por eso que, a diario, el páncreas genera insulina para indicarle a las células que deben absorber el exceso de azúcar en la sangre y usarlo como energía. Luego de una comida abundante en carbohidratos, el exceso de azúcar que no puede ser transformada ni usada como energía por el cuerpo, se almacena como grasa. Esto hace que el cuerpo engorde y utilice el azúcar como primera fuente de energía, en lugar de usar y quemar grasas.

*La diabetes tipo II.* El páncreas necesita remover constantemente el exceso de azúcar en la sangre para mantener el estado de homeóstasis. La insulina producida por el páncreas se adhiere a los receptores de las membranas de las células, para traer el azúcar a las células y convertirla en energía. El abuso constante de comida en base a carbohidratos (azúcares), crea un bombardeo constante de insulina que hace que eventualmente se quemen los receptores de las células. En otras palabras, las células pierden la capacidad de detectar la insulina, creando la enfermedad conocida como diabetes tipo II.

*El cáncer.* En 1931 el profesor alemán Otto Warburg ganó el Premio Nobel con una tesis en la que establecía que las células cancerígenas usan el azúcar como su principal fuente de energía. Las células normales utilizan el oxígeno como su fuente primordial de energía. Hasta hoy, el principio del Dr. Warburg sobre células cancerígenas y los glucólisis son ampliamente aceptados, y se utiliza para la investigación y desarrollo de medicinas contra el cáncer. También se sabe que las células cancerígenas mutan de células sanas a células tumorales; viven en un medio ácido en lugar de un medio alcalino; viven del azúcar sin oxígeno (anaeróbica) en lugar de vivir en oxígeno (aeróbica); viven con mucho sodio. Sabemos que la toxicidad y la inflamación son comunes a la gran mayoría de enfermedades crónicas.

Si vemos al cáncer en conjunto con otras enfermedades, cada vez es más claro que el cáncer no es un problema de desorden genético, sino una respuesta de sobrevivencia del cuerpo. Todo tiende a indicar que el estado de toxicidad en el cuerpo procedente del azúcar, las malas grasas, y la toxicidad de productos cargados de pesticidas, herbicidas y fungicidas es tal, que las células deciden mutar para poder sobrevivir y adaptarse al infierno al que están siendo sometidas. El Dr. Charles Majors, en su libro Los Asesinos del Cáncer, concluye que el cáncer no es una enfermedad, sino el síntoma de un cuerpo crónicamente enfermo por el abuso de toxicidad. Es la alarma del cuerpo gritando desesperadamente: algo extremadamente malo está pasando y tiene que cambiar. Dice el Dr. Majors que el cáncer se presenta como resultado de la enfermedad de una persona. El cáncer no enferma, sino que la enfermedad prolongada crea el cáncer. El Dr. Majors concluye diciendo que el cáncer puede ser prevenido con un estilo de vida saludable.

***Enfermedades cardíacas y el colesterol.*** Al igual que el cáncer, las enfermedades cardiovasculares y los accidentes cerebro-vasculares están influenciados grandemente por la toxicidad del cuerpo que oxida las paredes interiores de las venas y las arterias, permitiendo que se pegue el colesterol a las paredes interiores de las arterias y las venas. Más personas con colesterol normal sufren ataques al corazón, que las que tienen colesterol elevado. Existe una proporción más grande de personas con problemas cardiovasculares, que mueren teniendo bajo colesterol, que aquellas que mueren con alto colesterol.

Otros órganos afectados por la toxicidad del azúcar, las malas grasas, y la toxicidad de productos cargados de pesticidas, herbicidas y fungicidas son los pulmones, el hígado y los riñones. Su papel es trabajar 24 horas al día filtrando los desperdicios contenidos en la sangre. El corazón de una persona en reposo filtra 5 litros de sangre por minuto o sea 7.2 toneladas por día. El hígado filtra 1.4 litros/minuto, o el 28% del flujo del corazón; los riñones filtran 1.0 litro/minuto, o el 20% del flujo del corazón; y los pulmones filtran 4.9 litros/minutos, o el 100% del flujo del corazón. El pulmón filtra: ácido carbónico/anhídrido carbónico ($CO_2$), el hígado filtra: ácidos grasos (colesterol), el riñón filtra: ácido úrico ($NH_4$). Al obstruirse estos filtros por un exceso constante de carga tóxica procedente de comidas y toxicidad ambiental, los órganos quedan incapacitados de filtrar la sobrecarga y comienzan a retener el ácido carbónico ($CO_2$), el colesterol y el ácido úrico, al no poder ser eliminados. La retención de ácidos en el cuerpo origina fallo renal (riñones), fallo hepático (hígado), y fallo pulmonar (pulmones).

~~

## Medite sobre estos puntos

En el mismo momento que nos damos cuenta que la ausencia de la verdad (la ignorancia) crea malos hábitos, se hace la luz que ilumina lo oculto, y se rompe el poder y el yugo que nos mantiene cautivos en la iniquidad alimenticia, la enfermedad y las malas costumbres.

Las seis características más prominentes de los estilos de vida perjudiciales para la salud están asociadas con la ausencia de algo: la ausencia de Dios; de pensamientos y emociones positivas y edificantes; de flujo adecuado en el sistema nervioso; de un ambiente interno puro; de movimiento; y ausencia de nutrientes. Estas características son las responsables por todas las enfermedades y los quebrantos emocionales que aquejan a millones de seres humanos en todo el mundo.

Es fácil decir y difícil de entender que, el excesivo consumo de comidas procesadas (azúcar), carnes de malas fuentes, malas grasas y aditivos químicos, producen la intoxicación e inflamación celular responsable por la mayoría de enfermedades crónicas.

Una falta o deficiencia prolongada del consumo de nutrientes que necesitamos, y un exceso prolongado del consumo de nutrientes que no necesitamos producen desnutrición, toxicidad, e inflamación que, posteriormente, terminan en gordura, obesidad, enfermedades crónicas y desórdenes psicológicos.

¡No es la comida, sino lo que el hombre ha hecho con la comida, lo que es perjudicial para la salud!

# La Solución:
# Un Estilo de Vida
# Saludable

## Capítulo 9

*Conozca los seis componentes
de un estilo de vida saludable*

# La Solución: Un Estilo de Vida Saludable

Para tener buena salud y lograr el buen funcionamiento del cuerpo, todo estilo de vida saludable debe estar basado en la tricotomía del hombre y su interacción con el medio ambiente. Un estilo de vida saludable es la continua y progresiva alineación de espíritu, alma, cuerpo y de nuestras relaciones, con el medio ambiente, la verdad y la justicia de Dios. Esto implica que menguamos continua y progresivamente, mientras Cristo crece en nosotros. Además, un estilo de vida saludable está en constante movimiento, creciendo hasta llegar a la estatura de Jesús.

Esta constante y progresiva alineación resulta en un conjunto de comportamientos y hábitos, individuales y sociales, congruentes con la Palabra de Dios y sus revelaciones. Las costumbres, valores y creencias resultantes, promueven el bienestar y la salud espiritual, emocional y física, con el fin de manifestar el máximo potencial del propósito de la vida de una persona.

### ¿Cuáles son los componentes de un estilo de vida saludable?

Existen seis componentes claves de un estilo de vida saludable. Los primeros tres componentes son el espíritu, el alma y el cuerpo, que están asociados con el ambiente interno del hombre, es decir la tricotomía del hombre. Los siguientes tres componentes son las relaciones, la alimentación y la toxicidad ambiental, que resultan de la interacción del hombre con el medio ambiente, y por consiguiente se asocian al medio ambiente externo.

Mientras mejor sea la alineación de estos seis componentes con la verdad y la justicia de Dios, mayores serán los años de vida saludable. Estamos diseñados para vivir 120 años de vida saludable, abundante de energía y libre de cirugías y enfermedades.

*Y dijo Jehová: No contenderá mi espíritu con el hombre para siempre, porque ciertamente él es carne; más serán sus días ciento veinte años.*
—Génesis 6:3

# Los Seis Componentes de un Estilo de Vida Saludable

Los seis componentes que deben estar presentes para adquirir y mantener un estilo de vida saludable, por orden de prioridad son: el espíritu, el alma y el cuerpo. El cuerpo es el asiento de todos los componentes. Es decir, el espíritu, el alma, las relaciones, la alimentación y la toxicidad ambiental, al igual que cualquier afección física, se reflejan en el cuerpo. La Salud Espiritual es la base o el fundamento que debe estar presente para que todos los demás componentes puedan existir de forma ordenada y congruente. Estos componentes se relacionan y afectan entre sí. La salud de los seis debe estar presente para disfrutar de un estilo de vida saludable.

## I. La salud espiritual: una buena relación con Dios

Este componente está relacionado con el espíritu, y a pesar de ser el más importante de todos los componentes de un estilo de vida saludable, es el más olvidado de todos. Debo recordarle que somos seres espirituales que tenemos un alma y vivimos en un cuerpo, y como tales, necesitamos tener una buena relación espiritual con Dios. Los problemas espirituales se manifiestan en el cuerpo como enfermedades, y no pueden sanar con medicinas, solo espiritualmente.

El espíritu es el hombre interior que nos permite comunicarnos con Dios. Consta de tres partes: comunión, intuición y conciencia. *Comunión* es el medio por el cual nos comunicamos y desarrollamos una relación con Dios. *Intuición* es el medio por el cual el Espíritu Santo nos sirve de mentor, consejero y guía; es el conocimiento inmediato de verdades sin previa experiencia ni razonamiento lógico. *Conciencia* es la capacidad dada por Dios que nos permite distinguir entre bien y mal. Es la habilidad de discernir y tomar decisiones correctas.

La salud total se compone de salud espiritual, mental, física y emocional. Como seres espirituales, nuestra salud total depende de la salud espiritual. Es necesario desarrollar y evolucionar espiritualmente para satisfacer las demandas que nuestro llamado pone sobre nuestra salud total. Muchas enfermedades y sus síntomas provienen de una relación inadecuada con Dios. La incredulidad, falta de fe, ceguera espiritual, cinismo, indiferencia y la frialdad o dureza de corazón son ejemplos de enfermedades espirituales. Todas pueden alimentar pensamientos y sentimientos que posteriormente se reflejan en el cuerpo como enfermedades. La ignorancia espiritual es una enfermedad que lleva a la gente a tomar indignamente la santa cena, por lo cual muchos enferman, se debilitan y hasta pierden la vida.

*Por tanto, pruébese cada uno a sí mismo, y coma así del pan, y beba de la copa. Porque el que come y bebe indignamente, sin discernir el cuerpo del Señor, juicio come y bebe para sí. Por lo cual hay muchos enfermos y debilitados entre vosotros, y muchos duermen. —1 Corintios 11:28-30*

## Tres hábitos fundamentales para mantener una buena relación con Dios:

1. *La lectura diaria de la Biblia y de libros cristianos*, con el fin de estudiar y aprender la palabra de Dios. La Palabra es el arma más importante del cristiano y el lenguaje espiritual para comunicarnos con Dios. La Palabra es viva, eficaz y tiene poder. La fe cristiana viene por el oír, y el oír por la Palabra.

2. *La oración, la acción de gracias, la alabaza y la adoración diaria.* Estos cuatro componentes son básicos para tener comunicación con Dios. Tenemos que dar gracias a Dios diariamente por todo lo que Él hizo, está haciendo y continuará haciendo por nosotros, nuestra familia, y nuestros países. Tenemos que orar por lo menos una hora diaria, integrando la oración, la acción de gracias, la alabaza, y la adoración diaria. La oración activa el cumplimiento de nuestro propósito y del propósito de Dios, y nos permite oír y distinguir la voz de Dios para tener comunión con Él.

3. *La tutoría espiritual y la congregación frecuente.* Son cuantiosos los ejemplos bíblicos que exhortan a la tutoría espiritual, y a congregarse semanalmente para la salud y el crecimiento espiritual. Los apóstoles tuvieron como mentor a Jesús, y ellos a su vez fueron mentores de otros discípulos, y los llevaron a tener experiencias con Dios. Jesús y los apóstoles formaron la primera iglesia.

Los apóstoles se congregaban frecuentemente. La congregación es la iglesia y ésta es, a su vez, la esposa de Jesús. El apóstol Pablo en la carta a los Efesios, afirma que la Iglesia es, "resplandeciente, sin mancha, arruga ni cosa parecida, sino santa e inmaculada", amada por Cristo y modelo de toda nupcialidad cristiana (Efesios 5:25-32).

La constancia y calidad en la práctica de estos hábitos aumentan constantemente nuestro nivel de conciencia, y desarrollan la intuición y los dones proféticos.

## II. La salud mental y emocional: emociones y pensamientos positivos

Este componente está relacionado con el alma y le sigue en importancia. El alma es el asiento de la voluntad, las emociones y la mente. La voluntad es la facultad del hombre de hacer o no hacer algo. La mente es la parte del hombre donde residen las habilidades de razonar y elegir. Es la parte del creyente que no nace de nuevo. El alma necesita ser renovada y transformada mediante sanidad interior y liberación. El alma debe estar bajo control del espíritu, el cual ha sido renovado por la sangre de Cristo.

El pensamiento diseña y define nuestras vidas, y lo que pensamos es el reflejo de lo que llevamos en el corazón. La Palabra dice, "...*Porque de la abundancia del corazón habla la boca*" (Mateo 12:34). Así que el éxito o fracaso de nuestra vida depende de nuestros pensamientos. *"Porque los que viven conforme a la carne, ponen la mente en las cosas de la carne, pero los que viven conforme al espíritu, en las cosas del espíritu"* (Romanos 8:5). Una mente positiva forja una vida positiva que da buenos frutos. Si tenemos una mente negativa, no podemos tener una vida positiva, con buenos frutos. La Biblia dice, *"O haced el árbol bueno, y su fruto bueno, o haced el árbol malo, y su fruto malo; porque por el fruto se conoce el árbol"* (Mateo 12:33).

**Hábitos fundamentales para mantener una buena salud emocional:**

1. *La liberación y sanidad interior debe ser un estilo de vida.* De todos los hábitos, éste es el más importante para promover la salud y el bienestar mental y emocional. La sanidad y liberación interior remueven la raíz de iniquidad de falta de perdón, raíz de amargura, rechazo, y el sentido de culpabilidad.

2. *La lectura diaria de la Biblia* y de libros cristianos, con el fin de estudiar y aprender la Palabra de Dios. La palabra es el arma más importante del cristiano y el lenguaje con el que nos comunicamos con Dios. Un estilo de vida saludable se basa en el conocimiento y la aplicación cotidiana de la Palabra, que es viva, eficaz y tiene poder. La fe cristiana viene por el oír, y el oír por la Palabra.

3. *Leer libros de salud y nutrición.* Participar en talleres, charlas, reuniones de salud, y subscribirse a revistas de salud.

4. *Predicar con el ejemplo.* Servir de ejemplo dentro y fuera de nuestra casa. Demostrar en la práctica que lo que decimos y pensamos es lo que hacemos. Que somos los mismos en público y en privado. Que nuestra integridad y nuestro carácter se basa en la Palabra.

## III. La salud física: cuerpo aseado y saludable.

El cuerpo es la figura humana con la que transitamos en la tierra; es el asiento de los deseos y pasiones naturales; el medio usado por el espíritu y el alma para proyectarse hacia el mundo. El cuerpo es el que finalmente recibe y manifiesta el estrés emocional, químico y físico de nuestro estilo de vida. El estrés emocional es producido por nuestras emociones y pensamientos. El estrés químico es producido por la comida, bebida, alcohol, drogas, medicinas y toxicidad del medio ambiente. El estrés físico es producto de los traumas físicos que vienen como consecuencia de accidentes automovilísticos, caídas, golpes y lesiones deportivas. Estos causan la atenuación o interrupción del flujo de información del cerebro hacia los órganos, tejidos y células del cuerpo. La interrupción ocasiona el malfuncionamiento del cuerpo y por consiguiente degenera en enfermedades.

Debemos cuidar el cuerpo, especialmente porque no nos pertenece. Cristo Jesús pagó un alto precio por nuestros cuerpos y debemos honrar y respetar el templo del Espíritu Santo. Dice 1 Corintios 6:19-20, "¿O ignoráis que vuestro cuerpo es templo del Espíritu Santo, el cual está en vosotros, el cual tenéis de Dios, y que no sois vuestros? Porque habéis sido comprados por precio; glorificad, pues, a Dios en vuestro cuerpo y en vuestro espíritu, los cuales son de Dios".

**Hábitos fundamentales para mantener un cuerpo saludable:**

1. *Mantener un peso saludable,* es una característica corporal fundamental de un estilo de vida saludable. El sobrepeso y la obesidad son precursores de enfermedades crónicas. Existen muchas formas de determinar el peso saludable. Los médicos en muchas oportunidades usan el perímetro de la cintura y la proporción de la cintura a la cadera para determinar si el peso es saludable. Otra forma de tener una idea del peso normal de una persona adulta es calcular el índice de masa corporal (IMC). Los resultados del cálculo deben ser validados por otros medios, ya que hay excepciones en el uso.

   El índice de masa corporal no es una forma precisa para determinar si uno necesita o no bajar de peso. Si por su contexta usted tiene más o menos músculo de lo normal, el IMC puede no ser la medida adecuada de la cantidad de grasa corporal que tiene. Para las personas mayores de 65 años se recomienda usar un índice entre 25 y 27, ya que un IMC ligeramente superior puede ayudar a proteger contra el adelgazamiento de los huesos (osteoporosis). El IMC no puede usarse con niños o **físico culturistas, quienes** generalmente tienen un índice de masa corporal alto, pues el músculo pesa más que la grasa.

Para determinar el IMC siga los siguientes pasos: 1. Multiplique 703 por el peso en libras. 2. Divida el resultado del paso 1 por la estatura en pulgadas. 3. Divida el resultado del paso 2 nuevamente por la estatura en pulgadas. 4. Busque a continuación el IMC.

Bajo de peso = < 18.5 Peso normal = 18.5 – 24.9 Sobrepeso = 25.0 – 29.9; Obesidad = ≥ 30

Por ejemplo, una mujer que pesa 270 libras (122,5 kg) y tiene 68 pulgadas (1,70 m) de estatura tiene un índice de masa corporal de 41.0

Por sí solo, el IMC no puede predecir el riesgo para su salud, pero la mayoría de expertos coincide en que un índice superior a 30 (obesidad) no es saludable. Sin importar cuál sea su IMC, el ejercicio le puede ayudar a reducir el riesgo de cardiopatía, diabetes, cáncer y accidentes cerebro-vasculares. Sin embargo, siempre es prudente consultar con un profesional en el campo de la salud antes de iniciar un programa de ejercicios, pues en muchas oportunidades, estos complican las condiciones de salud existentes.

2. *Ejercitar el cuerpo diariamente,* interactuar con la naturaleza, respirar aire puro y recibir luz solar. El ejercicio diario, respirar aire puro y recibir luz solar, son factores que contribuyen a la buena salud del cuerpo.

3. *Dormir.* Todos los cuerpos se recuperan de forma diferente, pero como regla general podemos decir que la mayoría de personas necesita dormir de 7 a 8 horas diarias. El sueño es un estado fisiológico de autorregulación y reposo uniforme del organismo. Es importante que durante el sueño se llegue a la fase de mayor profundidad en el sueño.

4. *Descansar.* Es necesario descansar la mente y el cuerpo después de intensos períodos de uso. Debemos tener períodos de descanso de actividades intensas durante

el día, pero, además, tener al menos un día de descanso a la semana, ya que esto ayuda a aliviar la fatiga y las dolencias físicas o morales.

Dios, siendo Dios, descansó un día después de la creación, y después de cada creación específica. Dios siendo Dios, tomó pausas para ver lo creado. Dice la Biblia: "Y vio que era bueno". Esto quiere decir que el descanso es bíblico.

El servicio a Dios es un trabajo que requiere descanso. Muchos pastores pagan un precio muy alto por la práctica de su devoción. En uno de los artículos de Christian Courier, titulado "El Costo de no Cuidar a los Pastores", el Reverendo Bob Zomermaand comenta como, debido a la fatiga espiritual, él perdió su habilidad de ser un instrumento útil para el Señor. Lo que más deseaba hacer era servirle a Dios, y eso se convirtió en objetivo inalcanzable. Finalmente, fue diagnosticado con "Fatiga de Compasión". Según el sitio web, PastorBurnout.com, el número de pastores que dejan sus iglesias y abandonan su ministerio es alarmante. Los estudios demuestran que cerca de 1,500 pastores dejan sus iglesias cada mes debido a un conflicto, fracaso moral, agotamiento o una salida forzada.

Los pastores, al igual que toda persona que realiza trabajos físicos o mentales, o que tienen altas responsabilidades gerenciales, necesitan por lo menos tres semanas consecutivas de vacaciones. Una vacación óptima es una vacación de cuatro semanas. Es durante la tercera semana que la mayoría de personas comienza a relajarse, después de once meses de trabajo intenso. Una prueba de haber descansado bien, es cuando al volver de vacaciones, a la persona se le dificulta entrar en el ritmo de trabajo.

5. *Escoger un doctor para la familia,* que sea un ejemplo como persona y un coach de salud. Un doctor obeso, que fuma y está enfermo, no es el mejor ejemplo a seguir, ni el más indicado para dar consejos de salud.

## IV. Las relaciones edificantes.

Todo ser humano tiene necesidad de relacionarse con otros, porque forma parte del diseño original de Dios. Dijo el Señor: *"No es bueno que el hombre esté solo"* (Génesis 2:18).

Como seres sociales, tenemos necesidad de compañía y de relacionarnos con otras personas. Las buenas relaciones forman parte de un estilo de vida saludable, ya que promueven el bienestar social de las personas. Tenemos necesidad de abrazos, cariño, y de rodearnos de seres queridos. La familia forma parte del diseño original de Dios. Sentirse solo y rechazado es motivo de enfermedad y a veces de muerte. La soledad es el problema más común y más triste de nuestros tiempos, sobre todo durante la vejez. El mundo está lleno de gente solitaria. Una persona puede estar rodeada de gente y aun así sentirse sola, porque no tiene a Dios ni a nadie más con quien relacionarse. El mundo está lleno de gente solitaria.

A medida que pasa el tiempo, las personas adultas que no están centradas en Dios se van quedando más solas. Los adultos, cuando no tienen un objetivo común, crecen diferenciándose de los demás. Cuando se crece fuera de la relación de Dios, son tan diferentes que no tienen nada en común que compartir con los demás. Sin embargo, el cristianismo le ofrece al cristiano un propósito y un camino común de crecimiento, hasta llegar a la estatura de Cristo.

Lo primero que debemos establecer es la relación con Dios. Esto se logra mediante la comunión, alabanza, adoración y oración diaria. La relación con Dios le da nacimiento saludable a todas las demás relaciones. No podemos escoger nuestra familia, pero sí podemos escoger con quién relacionarnos. Una de las selecciones más importantes que debemos hacer es la escogencia de nuestro cónyuge. Por eso, debemos casarnos no solamente con quien nos gusta, sino también con quien nos "conviene", y no estamos hablando de conveniencia económica. Por lo general, la decisión de casarse no es una decisión individual, es una decisión de familia (Dios incluido). El matrimonio no solamente es un pacto entre cónyuges, también es un pacto entre los cónyuges y Dios. Cuando indebidamente se rompe el pacto matrimonial, también se rompe el pacto con Dios. Para tener éxito en el matrimonio, éste debe ser bendecido por los padres, pensando que el cónyuge entra a formar parte de la familia y del círculo de amigos y amistades.

## V. La alimentación.

A través de los sentidos tenemos intercambios continuos con el medio ambiente. Este intercambio debe tomar lugar de modo puro y sano. Lo que bebemos y comemos debe ser puro, sano y edificante. Es decir, se debe ajustar a los principios bíblicos mencionados en este libro.

Debemos comer y beber, las comidas y bebidas de Dios. No es posible adoptar un estilo de vida saludable si no se conoce de donde proviene la buena nutrición. Para esto hay que estudiar y conocer bien los seis tipos de nutrientes, y para qué sirve cada uno de ellos. Los nutrientes son los carbohidratos, que incluyen las fibras, las grasas, las proteínas, las vitaminas, los minerales y el agua. La presencia de todos estos nutrientes en la ingesta es obligatoria y necesaria para que nuestros cuerpos funcionen correctamente. Por eso tenemos que saber qué comidas contienen los diferentes nutrientes.

### Seis hábitos fundamentales para alimentarse correctamente

1. Estudie e investigue las fuentes de alimentos que contengan densidad de nutrientes, alimentos orgánicos y alimentos naturales que no hayan sido alterados por procesos industriales, ni hayan sido genéticamente modificados o convertidos en alimentos híbridos.

2. Coma del árbol de la vida; no coma comida procesada. Coma solo en restaurantes donde tenga la certeza de que la comida es casera. No coma en restaurantes de comida rápida.

3. Prepare el almuerzo en la casa y llévelo al trabajo.

4. Cocine en casa y use los aceites recomendados en el Plan de activación.

5. Coma de las fuentes de carbohidratos, proteínas, y grasas descritas en el plan de activación y recomendaciones.

6. Lea las etiquetas de los productos que consume. Familiarícese con los componentes e investigue el impacto de esos componentes en la salud. Si investiga un componente al mes, al año se habrá familiarizado y conocerá 12 componentes usados en la comida, bebidas y productos de cuidado personal.

## VI. La toxicidad ambiental.

De todas las intervenciones del hombre en el orden natural, ninguno se ha acelerado más alarmantemente que la creación de compuestos químicos. Solo en Estados Unidos, los alquimistas modernos crean más de 1,000 nuevos brebajes químicos cada año. Existen más de 50,000 productos químicos en el mercado. Muchos han sido innegablemente una bendición para la humanidad, mitigando el dolor y la enfermedad, prolongando la vida de millones y expandiendo la economía nacional. Sin embargo, hay un precio que pagar por una sociedad industrial que ha llegado a depender tanto de los productos químicos.

Casi 35,000 de los productos químicos que se utilizan en Estados Unidos están clasificados por la Agencia Federal de Protección Ambiental (EPA) como definitivos o potencialmente peligrosos para la salud humana. Aunque las relaciones de causa y efecto entre productos químicos y enfermedades específicas siguen siendo difíciles de probar, el peligro está en franco crecimiento. Después de interminables debates y preocupaciones de problemas comunes de contaminación, tales como los desechos nucleares, la contaminación del aire, de los lagos y de los ríos, la nación ha comenzado tardíamente a reconocer la amenaza de los desechos químicos que envenenan el suelo de los Estados Unidos y sus depósitos subterráneos.

No existen dudas de que la exposición a la toxicidad ambiental es una de las causas principales de enfermedades, y peor aún, de enfermedades mentales. Muchas enfermedades seniles son causadas por neurotoxinas que han logrado encontrar acceso al cerebro. El tópico de toxicidad ambiental es muy extenso para cubrirlo en este libro, sin embargo, más adelante vamos a tratar las aéreas más prominentes, como: los metales pesados, el microondas, las ollas para cocinar, las vacunas, los productos de uso personal, los productos para el hogar, los plásticos y el agua.

# Ocho hábitos que evitan la toxicidad ambiental

1. Lea las etiquetas de los productos de uso personal y de comida. Familiarícese con los nombres de los productos e investigue el impacto de esos componentes en la salud.

2. No exponga su piel a productos tóxicos como kerosene, gasolina, cloro, jabones, detergentes y otros productos de limpieza. Use guantes para limpiar los baños. No use productos antibacteriales, excepto cuando sepa que ha tocado heces fecales o algún producto contaminado. En el trabajo y en el gimnasio no hace falta untarse productos antibacteriales, cuyos químicos ocasionan más daño a su cuerpo.

3. No inhale vapores tóxicos de los usados en perfumes ambientales, pinturas, gasolina, desodorantes de inodoros, etc.

4. Beba agua filtrada y báñese con agua libre de cloro y metales pesados.

5. Use purificadores de aire en casa. El aire de la casa es cuatro veces más contaminante que el aire de la calle. Abra las ventanas y puertas y ventile la casa periódicamente.

6. Salga frecuentemente del ambiente de la ciudad y vaya al campo o a la playa a respirar aire puro.

7. No use hornos microondas.

8. Use apropiadamente las vacunas.

Los seis componentes que conforman un estilo de vida saludable son responsables del buen funcionamiento de nuestros cuerpos, pero también causan el estrés químico, emocional y físico, que conducen a enfermedades crónicas. Hoy en día la comida, bebida y la toxicidad ambiental son responsables del estrés químico del cuerpo.

# Ejemplos de estilos de vida comunes

A continuación, se ilustran y contrastan las características de tres ejemplos de estilos de vidas prominentes con el fin de ilustrar hábitos, costumbres, valores y pensamientos que caracterizan cada uno de estos estilos de vidas. Estos estilos de vida son hipotéticos y fueron creados con el propósito de concientizar por medio de ilustraciones prácticas, comparando y contrastando hábitos habilitantes y deshabilitantes de estilos de vidas saludables. El propósito no es evaluativo. Es muy posible que una persona tenga características de los tres estilos de vidas. El segundo estilo de vida ilustra un estilo de vida en transición, moviéndose de lo común a la madurez. El tercer estilo de vida ilustra un estilo de vida maduro en constante renovación y mantenimiento. Las descripciones de los estilos de vidas se basan en los seis componentes de un estilo de vida saludable.

## Estilo de Vida 1. "Corrige Enfermedades"

La etiqueta que mejor describe a este estilo de vida es "Corregir Enfermedades" porque es un estilo de vida que espera que surja la enfermedad para luego tratarla con medicamentos.

Las personas que llevan este estilo de vida piensan que una vez enfermas, los médicos las sanarán. No se preocupan de cuidar su salud y dicen: "de algo me tengo que morir".

## Estilo de Vida 2. "Previene Enfermedades"

La etiqueta que mejor describe este estilo de vida es "La Prevención de Enfermedades", porque sabe lo que tiene que hacer, pero no lo hace consistentemente porque vive en un estado de miedo. Este estilo de vida se caracteriza por la actitud de lucha para prevenir que llegue la enfermedad.

## Estilo de Vida 3. Promueve la Salud

La etiqueta que mejor describe este estilo de vida es "Promover la Salud", porque es un estilo de vida diseñado alrededor de la salud. Este estilo de vida se caracteriza predominantemente por la actitud de promover la máxima expresión de salud espiritual, física, emocional y mental.

# Comparación de los tres estilos de vida

| | Estilo de Vida 1 | Estilo de Vida 2 | Estilo de Vida 3 |
|---|---|---|---|
| **Salud Espiritual** | - El alma y el cuerpo lideran el espíritu<br><br>- Cree en Dios, pero no le cree a Dios. Es decir, creen que Dios existe, pero no practica ni conoce los fundamentos bíblicos de una vida cristiana.<br><br>- No tiene una relación con Dios.<br><br>- No distingue entre rezos y oraciones<br><br>- Tienen fe en lo natural<br><br>- Son religiosos y siguen rituales y procedimientos religiosos<br><br>- Los que van a la iglesia lo hacen por costumbre o tradición que le enseñaron sus padres. | - El alma lidera el espíritu<br><br>- Cree en Dios y practica los fundamentos bíblicos, pero no tiene consistencia, porque es persona de doble ánimo<br><br>- Se congrega inconsistentemente<br><br>- No tienen consistencia en su relación con Dios<br><br>- A menudo pierde la fe y decae, dándole paso a los pensamientos negativos<br><br>- Da un paso adelante y otro hacia atrás. Dice algo hoy, y otra cosa mañana | - El espíritu lidera el alma y el cuerpo<br><br>- Tiene una buena relación con Dios.<br><br>- Es parte del cuerpo de Cristo<br><br>- Lleva una vida consistente de oración<br><br>- Si decae se levanta inmediatamente con la ayuda del Espíritu Santo<br><br>- Está consciente del poder sobrenatural y su fuente<br><br>- Es constante en su crecimiento espiritual<br><br>- Tiene fe y confía en Dios |

| | Estilo de Vida 1 | Estilo de Vida 2 | Estilo de Vida 3 |
|---|---|---|---|
| **Salud Mental y Emocional** | - Vive de los sentidos y las emociones; y los sentimientos controlan su voluntad<br><br>- La falta de fe y la ignorancia espiritual (conciencia) los arrastra a pensamientos negativos.<br><br>- No leen libros de salud<br><br>- No asisten a seminarios o charlas de salud.<br><br>- Ve en la tarjeta de seguro de salud la solución a todos los problemas, porque cree que al enfermarse e ingresar al hospital será sanado<br><br>- Utiliza la tarjeta de seguro de salud como licencia para enfermarse<br><br>- Solo va a los lugares donde el seguro cubre los gastos<br><br>- No va a doctores de medicina preventiva porque no los cubre el seguro<br><br>- No se hace partícipe de la enfermedad. Sabe el nombre de la enfermedad, pero no sabe de qué se trata<br><br>- Son farmacias ambulantes, llevan en sus bolsillos Tylenol y otros medicamentos por si acaso<br><br>- Siempre preguntan a otros: ¿qué es bueno para tal enfermedad?<br><br>- No se ejercita ni le gusta sudar. | - Vive preocupado de las enfermedades y toma medicinas para prevenirlas<br><br>- Conoce qué medicina es buena para cualquier síntoma<br><br>- Lee libros de todo tipo y se confunde<br><br>- Conoce mucho pero no aplican lo que conoce<br><br>- No hace lo que dice<br><br>- No predica con el ejemplo<br><br>- La tarjeta de seguro de salud le ayuda a mitigar el miedo a enfermarse<br><br>- Por cualquier cosa, corre a hacerse un examen médico<br><br>- Se hace exámenes preventivos de continuo<br><br>- El temor lo lleva a abusar de medicamentos<br><br>- Conoce la causa de la enfermedad, sabe que los medicamentos y los hospitales no sanan, pero los usa por miedo<br><br>- Pregunta, cómo se previene tal y cual enfermedad, para buscar un atajo para la salud<br><br>- Dice tener fe en Dios, pero cuando se enferma corre primero al doctor para buscar sanidad en lo natural. | - Promueve la salud. Lee, investiga y asiste a charlas y seminarios de salud<br><br>- No piensa en enfermedades, porque sabe que su estilo de vida es saludable<br><br>- Confía en Dios<br><br>- Usa medicinas solo en emergencias<br><br>- Ve el dolor como una alarma de Dios indicando que algo anda mal<br><br>- Solo tiene seguro de salud para emergencias<br><br>- Vive en fe<br><br>- Ante la enfermedad consulta primero con el Espíritu Santo y sus consejeros espirituales, antes de ir al médico.<br><br>- Consulta con médicos y doctores de salud integral<br><br>- El doctor de la familia es también un coach de salud<br><br>- Paga gustosamente por la salud preventiva que no cubre el seguro de salud<br><br>- Si se enfrenta a una enfermedad pregunta: ¿Que cambió? ¿Cuál es la raíz de la enfermedad? Analiza la causa y efecto, busca en lo espiritual y luego en lo natural hasta encontrar la causa<br><br>- Actúa como su propio doctor porque conoce como trabaja su cuerpo y monitorea lo que come, bebe y su vida emocional y espiritual.<br><br>- Consulta primeramente con el Espíritu Santo. |

| | Estilo de Vida 1 | Estilo de Vida 2 | Estilo de Vida 3 |
|---|---|---|---|
| **Salud Corporal** | - Tiene sobrepeso o es obeso<br><br>- Hace chistes y dice con sarcasmo lo mal que come<br><br>- Espera hasta enfermarse para ocuparse de la salud<br><br>- Usa medicinas para sanarse y piensa que la medicina sana<br><br>- Cree que el mejor médico es el que receta más medicinas<br><br>- Se automedica a menudo<br><br>- No tiene idea o no le importa de dónde viene la salud.<br><br>- Ve el dolor como un enemigo en lugar de una alarma que indica que algo está mal.<br><br>- Siempre termina con su cuerpo mutilado por intervenciones quirúrgicas.<br><br>- No se ejercita<br><br>- Abusa su cuerpo sin darle descanso | - Es inconsistente en el peso<br><br>- Engorda y hace la dieta del momento<br><br>- No tiene una fe fuerte en Dios, corre por cualquier cosa al hospital y al médico<br><br>- Se la pasa de rodillas orándole a Dios, pero va a fiestas y come para morirse<br><br>- Tiene 100 libras de sobrepeso y dice que come bien<br><br>- Piensa que el dolor es un mal necesario.<br><br>- Se preocupa en prevenir las enfermedades inconsistentemente<br><br>- Confía en los medicamentos<br><br>- Hace ejercicio, pero no tiene disciplina<br><br>- Va al gimnasio cuando se acuerda<br><br>- Se pone objetivos de salud todos los años y nunca los cumple.<br><br>- Tiene sobrepeso<br><br>- Priva al cuerpo de dormir y descansar bien | - Mantiene un peso saludable comiendo naturalmente lo que quiere<br><br>- Evita todo producto tóxico<br><br>- Se ejercita continuamente y disfruta el ejercicio<br><br>- Busca cualquier excusa para ir al gimnasio o ejercitarse<br><br>- Le gusta sudar al ejercitarse.<br><br>- Duermen bien<br><br>- Toma largas vacaciones para descansar el cuerpo<br><br>- No crucifica el cuerpo sino el hábito que genera el pecado<br><br>- Mantiene una vida saludable y cuando se enferma busca las causas de la enfermedad y las remueve inmediatamente |

| | Estilo de Vida 1 | Estilo de Vida 2 | Estilo de Vida 3 |
|---|---|---|---|
| **Relaciones**<br><br>**Edificantes** | - Tiene poco discernimiento para elegir a las personas con quien debería relacionarse<br><br>- Se casa con quien le gusta (atracción física) sin analizar si la persona con quien se va a casar le conviene<br><br>- Frecuentemente se relaciona en yugos desiguales | - Por ser hombre de doble ánimo, su discernimiento inconsistente lo lleva a tener relaciones con yugos desiguales que no son edificantes<br><br>- Algunos se casan con personas que les conviene; otros no | - Tiene discernimiento para elegir a las personas con quien se relaciona, y sus relaciones son edificantes<br><br>- Se casa con la persona que le conviene<br><br>- Frecuentemente se relaciona en yugos iguales |

| | Estilo de Vida 1 | Estilo de Vida 2 | Estilo de Vida 3 |
|---|---|---|---|
| **Alimentación** | - Vive para comer | - Come por placer | - Come para nutrirse |
| | - Se relaciona mediante la comida | - Come comida saludable, pero también come chatarra de la más saludable. Es de los que dice: esto no es tan malo como aquello. | - Rompe patrones de conductas |
| | - Come comida rápida y comida procesada por el hombre | | - Compra comida saludable |
| | - No entiende el daño que causa el azúcar ni las malas grasas | - Toma soda de dieta. Son adictos a los carbohidratos | - Sabe cómo comer para que la comida sea saludable |
| | - Come por costumbre y tradiciones | - No entiende que la forma de comer hace de una comida saludable, perjudicial para la salud | - Sabe cómo manejar y cocinar los alimentos para no desnaturalizarlos |
| | - Come hasta que el plato está totalmente vacío | | - Cocina y come comida saludable en casa y toma jugos de frutas y vegetales |
| | - Tiene que sentirse full para parar de comer | - Practica la suplementación alimenticia irregularmente | - Si sale a restaurantes va a lugares escogidos donde come sanamente |
| | - No está consciente de leer las etiquetas o no les importa | - Sabe cómo leer las etiquetas, pero compra y come lo menos dañino | - Prefiere el pescado sobre la carne |
| | - No le gusta los vegetales ni las frutas | - Sabe cómo manejar y cocinar los alimentos, pero no lo hace | - Prefiere el pavo, luego el pollo y por último las carnes rojas |
| | - Es adicto a la comida chatarra, frituras, pasteles y dulces | - No está dispuesto a dejar las costumbres y tradiciones alimenticias perjudiciales para la salud | - Lee las etiquetas, investiga los componentes y se alejan de lo dañino |
| | - Toma soda todo el día | | - No come comidas inmundas |
| | - No le gusta el agua | - Conoce el daño de ciertas comidas, y las sigue comiendo | - Su dieta está basada en frutas y vegetales con carnes moderadamente |
| | - No conoce la suplementación alimenticia | | - Practica consistentemente la suplementación de nutrientes |

| | Estilo de Vida 1 | Estilo de Vida 2 | Estilo de Vida 3 |
|---|---|---|---|
| **Toxicidad Ambiental** | - Sin saber, se expone innecesariamente a la toxicidad ambiental<br><br>- Por lo general, trabaja en pintura y en sitios contaminados sin usar guantes ni máscaras.<br><br>- Cocina en ollas de hierro o aluminio<br><br>- Pesca en cualquier lago o río y come ese pescado sin saber que está contaminado<br><br>- Tiene hábitos alcohólicos<br><br>- Usa drogas<br><br>- No bebe agua filtrada<br><br>- Inhala vapores de productos tóxicos, pinturas y perfumadores ambientales<br><br>- Usa cualquier desodorante, jabón, pasta de diente y champú comercial.<br><br>- No lee las etiquetas de los productos personales ni de las comidas<br><br>- Todo lo calienta en el microondas | - Conoce y evita la toxicidad ambiental<br><br>- Bebe agua filtrada<br><br>- Usa productos personales libres de tóxicos<br><br>- A veces usa droga recreacionalmente<br><br>- Lee etiquetas y conoce los componentes tóxicos<br><br>- Se intoxica con alcohol recreacionalmente<br><br>- Come mariscos y moluscos<br><br>- Usa el microondas ocasionalmente<br><br>- A veces se vacuna<br><br>- Usa medicamentos normalmente | - Lee las etiquetas e investiga el contenido de productos<br><br>- No se expone a la toxicidad ambiental ni a los vapores innecesariamente<br><br>- No usa microondas<br><br>- Cocina en ollas de cerámica o de vidrio<br><br>- Conoce la toxicidad de las carnes rojas<br><br>- Está consciente de que los mariscos y moluscos son filtros marinos y no los come<br><br>- A medida que entra en edad reduce o elimina las carnes rojas de su estilo de vida<br><br>- No come vísceras, morcillas, chorizos ni embutidos de ninguna clase<br><br>- Nunca se vacuna<br><br>- No usa medicamentos, salvo en emergencias |

# Fortalezas mentales y mitos

Las fortalezas mentales son ideas, creencias, valores, enseñanzas, filosofías, costumbres, razonamientos y paradigmas que mantienen a las personas cautivas en patrones de comportamiento y pensamiento que van en detrimento de la salud. Las fortalezas mentales inhabilitan la voluntad, limitan las posibilidades y estrangulan la creatividad. El enemigo ataca aquellas aéreas donde tenemos menos revelación. Las fortalezas mentales son agujeros en nuestra armadura de combate, que mientras estén abiertos, el enemigo los usará para infiltrarse y atacarnos más fuertemente.

Se necesita mucho más que determinación para destruir las fortalezas. Hay que tener voluntad de hierro, incansable e insaciable, que no termine hasta romper los hábitos que componen los estilos de vida perjudiciales para la salud. A continuación, romperemos las fortalezas que alimentan y crean hábitos de enfermedad.

## #1. Las costumbres y tradiciones alimenticias

*"Deja que la comida sea tu medicina y la medicina, tu comida".*
*—Hipócrates*

Las costumbres y tradiciones alimenticias están entre las fortalezas más difíciles de derrumbar. La mayoría de la gente no come para nutrirse, sino come para saciar el hambre. Los hábitos y las preferencias de comida se forman durante los primeros cuatro o cinco años de la vida de una persona. Las costumbres alimenticias de nuestros padres determinan lo que preferimos, como adultos, el resto de nuestras vidas. El aroma, el color, el aspecto y la consistencia de la comida que conocimos como niños determinan las escogencias de las comidas como adulto. La comida está ligada a las costumbres y a las tradiciones.

Durante las festividades de navidad y año nuevo, dependiendo del país de origen, las personas comen comidas específicas de sus culturas. Por ejemplo, el puerco asado, salteñas, tacos, burritos, arroz con gandules, hallacas, y pan de jamón. En los cumpleaños la gente come pasteles, gelatina, quesillo, papas fritas, y beben soda. Durante las fiestas y bodas muchas familias acostumbran servir diferentes frituras, tacos, tequeños, bolitas de carne, pasteles, empanadas, y otros aperitivos. También es costumbre comer ciertas cosas en el desayuno, almuerzo y cena. Por eso, cuando estamos ante esas comidas, la gente se siente irresistiblemente atraída por el aroma, sabor y aspecto de la comida.

*Y te afligió, y te hizo tener hambre, y te sustentó con maná, comida que no conocías tú, ni tus padres la habían conocido, para hacerte saber que no sólo de pan vivirá el hombre, más de todo lo que sale de la boca de Jehová vivirá el hombre. —Deuteronomio 8:3*

En la anterior cita bíblica, Moisés les recordó a los israelitas por qué Dios les había dado el maná. Jesús se enfocó en uno de los principios espirituales fundamentales, que es vivir según la palabra de Jehová, en lugar de las necesidades carnales y naturales creadas por los impulsos de los sentidos: gusto, olfato, vista, audición y tacto. La mayoría de personas comen por el aroma, sabor, aspecto y textura de la comida, sin importarles mucho el valor nutritivo de lo que comen. Comemos por hábito y la mayoría de hábitos relacionados con la alimentación, o no son buenos, o sea han convertido en malos hábitos. Esto, debido al procesamiento industrial al que se somete la comida, causando la desnaturalización de la misma.

La realidad es que, pese a estar comiendo las mismas comidas que comíamos de niños, los ingredientes no son los mismos, la calidad de la comida no es la misma, ni siquiera la forma de prepararla es la misma. Muchas de las comidas que hacían nuestras abuelas eran comidas caseras, provenientes de fuentes naturales. No se acostumbraba la comida rápida ni se usaban comidas procesadas y empacadas en latas, paquetes, cajas y botellas. No se usaba el microondas, los procesos químicos, los aditivos, ni el calentamiento de la comida a altas temperaturas, todo lo cual desnaturaliza los nutrientes de la comida.

Las comidas rápidas y los alimentos procesados son responsables de un alto porcentaje de las enfermedades crónicas de hoy. En la lista figuran la obesidad, diabetes, cáncer, depresión, falta de energía, irritabilidad, accidentes cerebro-vasculares, enfermedades cardiacas, enfermedades seniles, hipertensión arterial, problemas de escasa atención, la artritis, la fibromialgia, y el reflujo gastroesofagal.

Antes de la industrialización de la cría del ganado vacuno o bovino, la carne de res era muy costosa para ser utilizada como alimento básico, y solamente las personas pudientes podían darse el lujo de comer carne de res todos los días. Las personas de medianos y pocos recursos, para obtener fuentes proteínicas, recurrían a los frijoles negros, al pollo y otras carnes menos costosas. Así se desarrolla la costumbre del consumo de vísceras (órganos) y de los desperdicios del procesamiento del ganado. Esa costumbre se ha arraigado tanto en nuestra cultura, que hoy, personas de todos los estratos sociales, aun teniendo a su alcance la posibilidad de consumir carne de res, prefieren consumir vísceras.

La gente se acostumbró a consumir lo que antes comía el desfavorecido: estómago, sesos, corazón, hígado, riñones, lengua, sangre, y embutidos, hechos con desperdicios. De allí sale la morcilla, la mortadela y las carnes endiabladas. Así nació el comercio de desperdicios de res, que hoy es una industria mundial. Las personas, sin mayor necesidad, siguen comiendo comida inmunda y desperdicios de res. Esto lo confirma Levítico 1:9 cuando dice, *"Sin embargo, las vísceras y las patas deben lavarse primero con agua. Después el sacerdote quemará el sacrificio completo sobre el altar como ofrenda quemada"*.

El estómago del ganado vacuno adulto segrega alrededor de 30 litros diarios de jugo gástrico, incluyendo considerables cantidades de ácido clorhídrico para matar virus, parásitos y bacterias. Por eso, para poder utilizar el estómago de la res para hacer mondongo, debe ser lavado minuciosamente con limón para desinfectarlo.

El hígado, los riñones y los pulmones son filtros que durante las 24 horas del día tienen por función limpiar los residuos metabólicos del sistema celular a través de la sangre arterial. En otras palabras, todas las medicinas, químicos para engordar, y antibióticos que son suministrados al ganado, son filtrados por las vísceras. Los pulmones filtran anhídrido carbónico ($CO_2$), o ácido carbónico; el hígado filtra los ácidos grasos (colesterol); y los riñones filtran el ácido úrico ($NH4$).

Las vísceras tales como el estómago, hígado, riñones y pulmones son comidas inmundas no dignas de ser consumidas por humanos. Deuteronomio 14:21 hace referencia a toda comida inmunda e indigna que no se debe comer, porque no es digna del pueblo de Dios cuando dice: *"*Ninguna cosa mortecina comeréis; al extranjero que está en tus poblaciones la darás, y él podrá comerla; o véndela a un extranjero, porque tú eres pueblo santo a Jehová tu Dios…"

## #2. Queremos salud, pero sin esfuerzo ni sacrificio

Esta fortaleza la tienen aquellas personas que les cuesta romper con los malos hábitos de salud y están en constante lucha para no hacer sacrificios. Son el tipo de personas que no están dispuestas a invertir en salud, y buscan lo bueno, saludable y barato. Como eso no existe, terminan siempre sacrificando calidad por precio.

La buena salud requiere esfuerzo para obtenerla. Demanda hacer ejercicios, leer libros, revistas y artículos sobre salud, investigar en internet, revisar productos en el supermercado y hacer preguntas, leer etiquetas, investigar los malos ingredientes, cocinar en casa, comprar suplementos nutritivos, ir a diferentes lugares para comprar comidas y productos de calidad a buen precio, invertir en doctores de medicina alternativa que no los cubre el seguro de salud, empacar un buen almuerzo para el trabajo y no comer chatarra en fiestas y agasajos. Algunos necesitan atención del quiropráctico, pero no lo buscan porque no lo cubre el seguro.

## #3. ¡No vivo bajo la ley, vivo bajo la gracia!

La enseñanza romana nos ha hecho creer que Jesús vino a abolir los mandatos del Padre y que es bueno comer la comida inmunda que comen los paganos. Al pueblo santo escogido de Dios hay que darle de comer comida que promueva pureza y santidad para poder fluir en el espíritu. Muchos cristianos justifican comer comidas inmundas y comidas chatarra diciendo: ¡No vivo bajo la ley, vivo bajo la gracia! O simplemente saben que están comiendo comida inmunda y la reprenden para purificarla.

¿Has visto hombre sabio en su propia opinión? Más esperanza hay del necio que de él. —*Proverbios 26:12*

En Mateo 5:17, Jesús claramente afirma que no vino a abolir la ley. Jesús es nuestro ejemplo y los alimentos que Él comía, según la ley, promovían mente y cuerpo santo. Jesús vivió y caminó en salud divina. El pueblo escogido de Dios debe seguir su ejemplo y caminar en salud divina. La aplicación de las leyes dietéticas bíblicas tiene tanta vigencia hoy como la aplicación de las leyes morales. El apóstol Pablo clarificó en sus epístolas que no somos liberados de la ley para seguir pecando; Cristo nos libera de la ley para alejarnos del pecado (Mateo 5:17).

## #4. El dolor es malo

Muchas personas apenas sienten algún dolor, toman un medicamento para calmarlo. Ellas perciben el dolor como un enemigo a combatir. Aliviar el dolor le da a la persona la falsa creencia de que todo está bien. Cuando se les pregunta, ¿cómo te sientes? responden: estoy bien. Estoy tomando un medicamento que me mandó el doctor una vez al día, y ya me siento bien.

**Verdades acerca del dolor**

El dolor no es malo. Malo es lo que se está gestando en el cuerpo y causa dolor. El dolor es solo una alarma que te indica que hay algo fuera de orden. Es la voz de la inteligencia divina, diciéndonos que hay algo que no está funcionando bien. Así como una alarma de fuego delata la presencia de humo en la casa, el dolor delata la existencia de algo que no está funcionando adecuadamente. El dolor es una bendición de Dios. De hecho, hay muchas enfermedades asintomáticas formándose en nuestros cuerpos, sin mensaje de dolor. Reitero, los síntomas de fallo renal pueden no aparecer hasta que esté comprometido más del 75% del funcionamiento de los riñones. De igual manera, el dolor y los síntomas son los peores indicadores de buena salud. Una persona puede sentirse muy bien y estar enferma. En el 60% de los casos, el primer síntoma de enfermedad cardiovascular es un ataque al corazón. Las enfermedades no se producen de un día para otro; se forman con el tiempo. Toma años de abuso y negligencia para que aparezcan los síntomas de enfermedades degenerativas.

Si tiene un dolor que puede resistir, no tome calmantes. Eso le permitirá encontrar la causa del dolor. Asimismo, la tiroides y las amígdalas son alarmas que Dios puso en nuestros cuerpos para informarnos que algo no está funcionando bien. Cuando se dispara una alarma de fuego o se prende la luz del tablero del carro indicando "Check Engine", usted busca el problema que generó la alarma; no corta la alarma de fuego o rompe el bombillo del tablero del carro. ¿Por qué entonces cortamos las alarmas del cuerpo? Antes de una operación de amígdalas o de tiroides, averigüe bien con los médicos y doctores de medicina alternativa lo que está pasando en su cuerpo que provoca que las alarmas se estén disparando.

Todo lo que el Señor puso en nuestros cuerpos tiene una razón de ser. Tenemos un Dios de orden y propósito, así que no se apresure a mutilar su cuerpo o el de sus hijos innecesariamente. Si un niño nació sano y ahora está enfermo, pregúntese, ¿qué pasó? ¿Qué cambió? Por ejemplo, la toxicidad de las vacunas, a veces compromete los sistemas vitales del cuerpo. El consumo de leche de vaca está vinculado con problemas de amígdalas. Investigue antes de tomar cualquier decisión. Tome control de la situación y tome decisiones acertadas.

## #5. Mi problema es genético

Algunas personas piensan que son obesos, o tienen sobrepeso, cáncer, diabetes o enfermedades cardiovasculares, porque lo heredaron de sus padres. En otras palabras, piensan que estas enfermedades son genéticas. Si una persona nace sana y vive parte de su vida sana y de repente se le diagnostica una enfermedad de este tipo, es porque algo ha venido pasando en su vida. La forma más visible de ilustrarlo es la obesidad. Muchas personas tenían un peso normal durante la adolescencia y comienzan a engordar progresivamente, llegan al sobrepeso, luego pasan a ser gordos y finalmente obesos. Las personas no se vuelven obesas de la noche a la mañana, sino debido a su estilo de vida. Es decir, eres obeso, tienes cáncer u otras enfermedades, porque comes lo que comen tus padres enfermos, y vives la vida como la viven tus padres enfermos.

*Verdades acerca de la genética y las enfermedades*

Un estudio "EPIC" publicado en "Archivos de Medicina Interna" experimentó la adherencia de 23,000 personas a cuatro comportamientos básicos de salud: no fumar, ejercitarse 3.5 horas a la semana, comer saludable, y mantener un peso saludable. El estudio concluyó que estos cuatro comportamientos pueden prevenir el 93% de la diabetes, 81% de ataques al corazón, 50% de los accidentes cerebro-vasculares y 36 % de todos los cánceres.

El 78 por ciento del costo de la salud en USA —$1.6 trillones por año— es inducido por estilos de vida perjudiciales para la salud. Solo 3 por ciento de las enfermedades son causadas por genes que se expresan por stress crónico o toxinas ambientales.

En USA, las enfermedades cardiovasculares y el cáncer son muy comunes, pero esto no significa que sean normales.

Otro estudio comparó a los Okinawa (nativos de una isla en Japón) con la población de Estados Unidos. El resultado indica que en EE.UU. hay cuatro veces más muertes de linfomas, cinco veces más muertes de enfermedades cerebrovasculares, y seis veces más muertes de cáncer de mama. Además, en EE.UU., 61 por ciento de los adultos tienen sobrepeso y el 27 por ciento de los adultos son obesos. En los últimos 20 años la cifra de niños con sobrepeso, entre las edades de 6 a 11 años, se duplicó; mientras que entre los adolescentes la cifra se triplicó. La obesidad duplica el riesgo de problemas cardiovasculares y triplica el riesgo de cáncer de mama en las mujeres.

# #6. Mientras más envejezco más gordo me pongo

Algunas personas piensan que la gordura aumenta con la edad, y justifican el sobrepeso como algo normal que ocurre en la vida adulta. Esto es común en los Estados Unidos por el estilo de vida americano, basado en la comida chatarra y el sedentarismo. Sin embargo, esto no es verdad para otras naciones donde el modernismo no ha estrangulado los años de vida de sus pobladores. Por ejemplo, 22 libras extra de peso incrementan los ataques al corazón en 75 por ciento; 15 libras extra de peso duplican el riesgo de diabetes tipo 2. Aunque la diabetes se ha duplicado en los últimos 10 años en Estados Unidos, los estudios muestran que los Okinawa centenarios no ganan peso significativamente a medida que envejecen.

## #7. La grasa (colesterol) es perjudicial, y causa enfermedades cardiovasculares

¡No es la grasa, sino lo que el hombre ha hecho con la grasa lo que es perjudicial para la salud! Las grasas siempre han estado vinculadas a las enfermedades cardiovasculares, y se nos ha dicho que el consumo de grasas, sobre todo las grasas saturadas, debe reducirse con el propósito de reducir el colesterol. Cuando el colesterol no se puede reducir por medio de la dieta, entonces los doctores recetan *estatina* para reducir los niveles de colesterol por la fuerza.

Mientras algunas instituciones gubernamentales y médicos siguen enfatizando en la necesidad de consumir una dieta baja en grasa, grasas saturadas y colesterol, la hipótesis de que la presencia de grasa en la sangre causa enfermedades cardiovasculares sigue siendo seriamente cuestionada. Un artículo publicado en el *American Journal of Clinical Nutrition* constató que no existía ninguna correlación entre las enfermedades del corazón y las grasas saturadas. En honor a la verdad, no hay investigación alguna que haya podido conectar una dieta baja en grasa y baja en colesterol con un riesgo menor de enfermedades. De hecho, son más las personas con niveles de colesterol normal que sufren ataques al corazón, que aquellas con colesterol alto. Asimismo, existe un porcentaje más alto de muertes de personas con bajo colesterol, que con colesterol alto.

Irónicamente, en EEUU, las dos últimas generaciones que han vivido con un estilo de vida bajo en grasas, han aumentado su tasa de mortalidad a consecuencia de enfermedades al corazón, cáncer y diabetes. Asimismo, un reciente editorial de *British Journal of Medicine* insiste en ese punto, y disipa el mito de las grasas como causa de obesidad y de enfermedades cardiacas. Los investigadores afirman que, si bien es cierto que disminuir las grasas saturadas de la dieta puede reducir de forma global el colesterol, lo que en realidad disminuye es el colesterol *bueno*, las HDL (lipoproteínas de alta densidad), que no suponen ningún problema. Cuando la gente consume menos grasa, tiene la tendencia a consumir más almidón o azúcar para sustituirla. Esto aumenta el riesgo de acrecentar el colesterol *malo* y las lipoproteínas de baja densidad (LDL) que causan las crisis cardiacas.

Los franceses y españoles consumen mucho más grasa que los americanos, sin embargo, tienen un índice menor (30 por ciento) de enfermedades cardiacas. Los europeos en general consumen muchas más grasas saturadas que los americanos. Por ejemplo, Francia consume 4 veces más mantequilla y 60 por ciento más queso que los americanos. Además, mientras los europeos usan aceite de oliva, los americanos usan los aceites vegetales, aceites de canola y aceites de soya que todos están desnaturalizados. Pese a todo, su tasa de mortalidad a consecuencia de enfermedades al corazón es menor que en Estados Unidos.

Lo que produce la ateroesclerosis y las enfermedades cardiovasculares es un proceso de inflamación crónica del cuerpo y por extensión de la arteria, y no como se ha venido diciendo hasta ahora, el exceso de colesterol. Esta inflamación se produce más en concreto en la capa interna de la arteria, es decir, en el Endotelio. Hay referencias sobre esto en la revista New England Journal of Medicine: "Atherosclerosis — An Inflammatory Disease", de Russell Ross, Ph.D. (N Engl J Med 1999; 340:115-126). En pocas palabras, si no existe una inflamación en el organismo, no se acumula el colesterol en las paredes de los vasos sanguíneos causando los problemas cardíacos y las apoplejías cerebrales. Es decir, no depende tanto de los niveles de colesterol circulantes como de la inflamación de las arterias causada por el exceso del consumo de malas fuentes de carbohidratos, malas grasas y toxinas de las comidas rápidas y de las comidas procesadas.

La inflamación crónica es común en la obesidad, el cáncer, enfermedades cardiovasculares, accidentes cerebro-vasculares, diabetes y la mayoría de los problemas de deficiencias renales, pulmonares y cardiacos. La inflamación aguda y la inflamación crónica son asintomáticas, es decir no causa dolor ni síntomas. Es muerte silenciosa.

El colesterol es necesario para la creación de hormonas, para reparar las membranas celulares, crear la vitamina D, generar la bilis para poder ingerir las grasas, para el funcionamiento saludable del sistema nervioso, y para la reparación y protección de las células.

## #8. La grasa engorda

Las grasas son las fuentes energéticas preferidas por el cuerpo. Gramo por gramo, las buenas grasas proveen dos veces más energía que las proteínas y los carbohidratos. Aunque fuimos diseñados para quemar grasas, el metabolismo de las grasas no es controlado por la cantidad de la ingesta, sino por el sistema endocrino. Un estudio conducido en el año 2009 por "The American College of Cardiology" concluyó que las buenas grasas no engordan. De 645 pacientes obesos y con sobrepeso que fueron sometidos a un estudio utilizando dietas altas y bajas en grasas. El promedio de pérdida de peso para quienes comieron bajo en grasa fue de 7.3 libras y el promedio de pérdida de peso para los que comieron alto en grasas también fue de 7.3 libras.

Anteriormente mencionamos que el sistema endocrino, a través de las hormonas, controla el metabolismo de las grasas. La habilidad o inhabilidad de quemar grasas está bajo el control de una hormona llamada *leptina*, que sirve para regular el consumo o la quema de grasas, el hambre, y la saciedad al comer. La leptina determina cuándo comer y aumentar las reservas de nutrientes, y cuando quemar grasas para generar energía, cuando ésta no es provista por la comida. Una pequeña subida de leptina, hace que el cuerpo use o queme la grasa para producir la energía requerida en los procesos metabólicos. La sobreabundancia de comidas, caracterizada por la falta o deficiencia prolongada del consumo de nutrientes que necesitamos, y un exceso prolongado del consumo de nutrientes que no necesitamos previene la saciedad del hambre.

Esta sobreabundancia de comida y la ingesta constante de tentempiés, golosinas, chucherías, y refrigerios, hacen que el cerebro nunca reciba el mensaje para bajar la leptina. Por el contrario, la leptina sigue subiendo y el metabolismo no baja. Una prolongada subida del nivel de leptina en la sangre —de dos a cinco veces más alto de lo normal—, hace que los receptores de leptina en el hipotálamo se quemen. Como resultado, el cerebro no puede detectar la deficiencia de leptina, y el cuerpo continúa pidiendo más comida para saciar el hambre. Así, la persona cae en un círculo vicioso donde constantemente está hambrienta, buscando carbohidratos y azúcar para saciar el hambre, y debido a la inhabilidad de quemar grasas, sigue ganando peso.

El desbalance de leptina conlleva al sobrepeso y la obesidad, que a su vez ocasiona inflamación en todo el cuerpo, lo que contribuye a las enfermedades cardiovasculares, colesterol alto, presión sanguínea alta y daño a los filtros principales del cuerpo: los riñones, el hígado y el corazón.

*La grasa no engorda, lo que engorda es la mala grasa y*
*la inhabilidad de quemarla.*

## #9. La osteoporosis es causada por falta de calcio

Como vimos, la falta o deficiencia prolongada del consumo de nutrientes que necesitamos, y un exceso prolongado del consumo de nutrientes que no necesitamos, crea en el cuerpo un ambiente ácido que contribuye tanto a la inflamación aguda y crónica, como al estrés oxidativo.

La acidez constante produce la acidosis crónica. Cuando existe acidosis crónica, el principal mecanismo para balancear el pH de la sangre es buscar el equilibrio con minerales alcalinos en óptimas condiciones como el magnesio y calcio que se encuentra en las células musculares y en los huesos. Es decir, el cuerpo debido a la acidosis crónica les roba el calcio y el magnesio a los huesos, ocasionando la osteoporosis. La acidosis literalmente causa disolución físico químico de huesos e inhibición de osteoblastos que causan que el hueso se debilite. Es un proceso de supervivencia ya que el pH tiene que ser balanceado a todo costo. El cuerpo asigna los nutrientes para la supervivencia de corto plazo, así las funciones "esenciales" están protegidas de deficiencias en nutrientes por sobre otras funciones "no esenciales", necesitadas únicamente para la salud a largo plazo.

Una leve acidosis metabólica crónica a largo plazo puede producir: osteoporosis, un nivel alto de hormona paratiroidea en la sangre, hipertensión arterial e inflamación, catabolismo de proteínas, metabolismo de proteínas disminuido, dolor durante la micción (vaciado de la vejiga urinaria), disfunción hormonal, aceleración del envejecimiento, disminución de la capacidad inmune, envejecimiento prematuro, aumento del dolor, funcionalidad inapropiada de órganos, retención de líquidos, desequilibrio en bacterias intestinales, reducción en antioxidantes, disminución de la  capacidad mental, reducción de resistencia, enfermedades de la boca y encías, hipertiroidismo, desarrollo de niveles bajos de fósforo en la sangre, sub-óptima desintoxicación del hígado, reducción en la formación de los huesos, piedras en los riñones, e incremento en levaduras y hongos.

Los minerales como el calcio, magnesio y potasio; los cuales son almacenados primariamente dentro del sistema músculo-esquelético, son usados por el cuerpo para neutralizar la acumulación de ácidos. Si las fluctuaciones en los niveles ácido-alcalinos son solo temporales, la homeostasis es usualmente restaurada. Pero si los desequilibrios permanecen crónicos y sin tratarse, la habilidad del cuerpo para mantener homeostasis eventualmente es vencida, llevando a un estado de "enfermedad" que, con el tiempo, comenzará a atacar los sistemas orgánicos más susceptibles y débiles. Así que podemos claramente decir que cualquier desequilibrio en la naturaleza ácido-alcalino del cuerpo debilita la célula que repercute en los órganos y también en el inapropiado funcionamiento de ellos.

## Conclusión

Para derrumbar todas las fortalezas enumeradas anteriormente se requiere la crucifixión de hábitos que no son edificantes, que nos llevan al pecado, a costumbres, pensamientos, filosofías, y paradigmas que nos hacen cautivos. Crucificar la carne no es privar el cuerpo del descanso requerido para su buen funcionamiento. El cuerpo humano necesita dormir 8 horas diarias, y por lo menos un día a la semana debe ser dedicado completamente al descanso. Se trata de disciplina. Cansar el cuerpo y la mente, viviendo acostumbrado a estar bajo estrés es un estilo de vida perjudicial y muy común. Un cuerpo habituado al estrés y a la privación del descaso requerido contrista al Espíritu Santo. Es decir, no se puede fluir libremente en lo espiritual. El estrés y la privación de descaso son fortalezas. El estrés, el cansancio, la falta de calma, el desasosiego, la intranquilidad mental, la falta de paz mental y tener una sobreactividad intelectual, son anti espirituales.

Mi recomendación es: entre en comunión con Dios, entréguele sus problemas, deje que Él batalle por usted y aprenda a descansar en Dios. Jesús nos dice:

*¡Vengan a mí todos los que están cansados y agobiados, y yo les daré descanso!* —Mateo 11:28

# Plan de Activación

## Componentes Internos
## Espíritu, Alma y Cuerpo

### Capítulo 10

*No os conforméis a este
siglo, sino transformaos por
medio de la renovación de
vuestro entendimiento...
—Romanos 12:2*

# Plan de Activación y Recomendaciones

*Porque Dios es el que en vosotros produce así el querer*
*como el hacer, por su buena voluntad. —Filipenses 2:13*

Este plan de activación está basado en los seis componentes del estilo de vida saludable, expuestos en el capítulo anterior. Como ya lo mencionamos, la sanidad total del ser humano debe comenzar por los componentes internos, comenzando por el espíritu, seguido por el alma, el cuerpo, y por último los componentes externos. En ese orden procederemos con el plan de activación.

La enfermedad es el dominio del enemigo de un área que tenemos que arrebatarle por la fuerza. Dice la Biblia: *"desde los días de Juan el Bautista hasta ahora, el reino de los cielos sufre violencia, y los violentos lo arrebatan.* (Mt. 11:12). También nuestra salud debemos arrebatarla por la fuerza, y si estaba cautiva recuperar el dominio de la misma. El primer paso para recuperar ese territorio de manos del enemigo es el arrepentimiento. Esta es la verdadera señal de que se ha adoptado un nuevo estilo de vida saludable. Dijo Jesús: *"Arrepentíos, porque el reino de los cielos se ha acercado.* (Mateo 4:17). Arrepentirse no es simplemente lamentarse, disculparse o sentirse mal por hacer lo indebido, sino darles la espalda a los pensamientos, sentimientos, malos hábitos y creencias que nos han mantenido cautivos en un estilo de vida perjudicial; cambiar de corazón, de comportamiento y de mentalidad. Una persona arrepentida muestra cambios en su manera de actuar.

Bíblicamente, el arrepentimiento está fundamentado en la obra redentora de Jesús en la cruz. Dice la Escritura: *"Por cuanto todos pecaron, y están destituidos de la gloria de Dios, siendo justificados gratuitamente por su gracia, mediante la redención que es en Cristo Jesús"* (Romanos 3:23-24). Pídale al Señor revelación de Su obra redentora, a través de la cual nos ha perdonado, sanado, santificado, justificado, bendecido, liberado, adoptado y reconciliado con Dios. Si usted desea cambiar su estilo de vida, pero no hay un arrepentimiento genuino en su corazón, usted necesita el justo juicio de Dios para alinear su vida con Él. No es un juicio para muerte, sino para exponer y arrancar la iniquidad en nuestras vidas. Diga en voz alta el siguiente versículo: *"Examíname, oh Dios, y conoce mi corazón; pruébame y conoce mis pensamientos; y ve si hay en mí camino de perversidad, y guíame en el camino eterno"* (Salmo 139:23-24).

El plan de activación sigue el orden y la prioridad de los seis componentes de un estilo de vida saludable. Este capítulo contiene el plan de activación de los tres componentes internos de un estilo de vida saludable: la salud espiritual, mental, emocional y corporal. El capítulo 11 contiene el plan de activación de los tres componentes externos: las relaciones edificantes, la alimentación y por último el minimizar y evitar la toxicidad ambiental.

## 1. Plan de Activación de la Salud Espiritual

El primer, más importante y más complejo de los componentes de un estilo de vida saludable es la salud espiritual. Somos seres espirituales con necesidades espirituales. El espíritu no puede examinarse con herramientas naturales, como los sentidos, el intelecto y el razonamiento lógico. Lo espiritual no se razona, se intuye y se experimenta. Por eso es necesaria la fe para poder activar e integrar este componente a nuestro estilo de vida. Si usted no ha confesado a Jesús como su Señor y salvador o usted se ha alejado de Dios y quiere reconciliarse con Él, este será uno de los primeros pasos de su plan de activación.

### Acción 1. Tener Fe en Dios.

La fe es uno de los fundamentos del cristianismo. Dice la Escritura: *"Pero sin fe es imposible agradar a Dios; porque es necesario que el que se acerca a Dios crea que le hay, y que es galardonador de los que le buscan"* (Hebreos11:6). Lo espiritual es sobrenatural, no se puede ver, tocar ni comprobar, solo se puede experimentar. El cristianismo es una experiencia continua con Cristo por medio de la fe del creyente. Tener fe es hacerle un "bypass" a la razón y confiar que recibiremos las promesas de Dios, aunque aún no las veamos. *"Es, pues, la fe la certeza de lo que se espera, la convicción de lo que no se ve"* (Hebreos11:1). Dios le ha dado a cada creyente una medida de fe, que puede y debe desarrollar.

Dice Romanos 12:3, *"Digo, pues, por la gracia que me es dada, a cada cual que está entre vosotros, que no tenga más alto concepto de sí que el que debe tener, sino que piense de sí con cordura, conforme a la medida de fe que Dios repartió a cada uno".* La fe se desarrolla por el continuo oír y el estudio de la Palabra. (Romanos 10:17), para que esta crezca debemos oírla y estudiarla pidiéndole a Dios que nos la revele.

Así como el dólar mueve la economía del mundo, asimismo la fe es la moneda del cielo. Mientras más grande es la medida de fe, más poder adquisitivo tendremos para comprar en el mercado sobrenatural. Hay más de 3,500 promesas en la Biblia que solo pueden "comprarse" con la fe. Entre ellas, la promesa de la salvación, la sanidad física y emocional, la prosperidad, amor, protección y ayuda de Dios; también la amistad, sanidad, confianza, consuelo, paz, justicia, gozo, libertad y victoria.

### Acción 2. Confesar a Jesús como Señor y salvador.

Cuando confesamos a Jesús como Señor y salvador somos lavados por Su sangre, ganamos el derecho de ir al cielo y nos convertimos en hijos y herederos de Dios (Juan 1:12-13). Muchos piensan que el infierno no existe, pero en la Biblia se menciona de siete maneras distintas:

- *(...) Donde el gusano nunca muere, y el fuego nunca se apaga. —Marcos 9:48*

- *(...) Apartaos de mí, malditos, al fuego eterno preparado para el diablo y sus ángeles. —Mateo 25:41*

- *Y los echarán en el horno de fuego; allí será el lloro y el crujir de dientes. —Mateo 13:42*

- *(...) Sino una horrenda expectación de juicio, y de hervor de fuego que ha de devorar a los adversarios. —Hebreos 10:27*

- *(...) Estos dos fueron lanzados vivos dentro de un lago de fuego que arde con azufre. —Apocalipsis 19:20*

- *(...) Y cualquiera que diga: Necio, a su hermano, será culpable ante el concilio; y cualquiera que le diga: Fatuo, quedará expuesto al infierno de fuego. —Mateo 5:22*

- *"Pero Abraham le dijo: Hijo, acuérdate que recibiste tus bienes en tu vida, y Lázaro también males; pero ahora éste es consolado aquí, y tú atormentado". —Lucas 16:25*

La decisión de la vida eterna la hacemos en esta tierra. Si morimos en pecado y sin Cristo seremos condenados a una eternidad fuera de la presencia de Dios. Reciba hoy mismo el salvoconducto para llegar al cielo, la promesa de una eternidad en la presencia de Dios.

Repita con fe y con el corazón la siguiente oración en voz alta:

*"Padre celestial, yo reconozco que soy un pecador, y que mi pecado me separa de ti. Me arrepiento de todos mis pecados y voluntariamente confieso con mi boca y creo con mi corazón, que Jesús es mi Señor y Salvador; que Él murió por mis pecados y que Dios Padre lo resucitó al tercer día. Jesús, te pido que entres en mi corazón y cambies mi vida. Renuncio a todo pacto con el enemigo, con mi carne y con el mundo. Si yo muriera hoy, sé que al abrir mis ojos estaré en tus brazos". Amén.*

Cuando un creyente recibe a Jesús como su salvador, el creyente es sumergido en el cuerpo de Cristo, y recibe el regalo de la vida eterna. Dice 1 Corintios 12:12-14: *"Porque, así como el cuerpo es uno, y tiene muchos miembros, pero todos los miembros del cuerpo, siendo muchos, son un solo cuerpo, así también Cristo. Porque por un solo Espíritu fuimos todos bautizados en un cuerpo, sean judíos o griegos, sean esclavos o libres; y a todos se nos dio a beber de un mismo Espíritu. Además, el cuerpo no es un solo miembro, sino muchos".* Al nacer de nuevo el espíritu de Dios entra a nuestra vida, nuestro espíritu empieza a desear alimento espiritual y anhela compartirlo. Nuestro nivel de fe y crecimiento espiritual dependerá de la cantidad y calidad de ese alimento espiritual. Es decir, de los mensajes o prédicas que escuchamos, basadas en la Palabra de Dios, y que cargan una impartición del poder y amor de Dios en ellas.

### Acción 3. Congregarse

Debemos congregarnos en una iglesia cristiana llena del espíritu, tomar clases de crecimiento espiritual, en grupos de oración y en el estudio de la Palabra: *"No dejando de congregarnos, como algunos tienen por costumbre, sino exhortándonos; y tanto más, cuanto veis que aquel día se acerca"* (Hebreos 10: 25). Vivimos tiempos difíciles, de mentira, vanidad y engaño en que no hay temor de Dios y en que el amor por Él se ha enfriado en muchos: *"y por haberse multiplicado la maldad, el amor de muchos se enfriará"* (Mateo 24:12). Congregarnos y conocer la Palabra de Dios nos ayudará a mantener vivo nuestro amor por Dios, cuidar nuestra relación con Dios, caminar en rectitud y a crecer espiritualmente para aprender a recuperar áreas de nuestra vida que había tomado el enemigo. Mantenerse unidos en amor fue para la iglesia antigua un factor crítico en su éxito y crecimiento: *"Y perseverando unánimes cada día en el templo, y partiendo el pan en las casas, comían juntos con alegría y sencillez de corazón, alabando a Dios, y teniendo favor con todo el pueblo, y el Señor añadía cada día a la iglesia los que habían de ser salvos"* (Hechos 2:46-47).

A medida que vamos conociendo el mundo espiritual y cómo recuperar áreas de nuestra vida y de nuestra familia que estaban cautivas por el enemigo, empezamos a expandir el reino de Dios. La Iglesia es el cuerpo de Cristo, y está llamada a cumplir Su voluntad aquí en la tierra. Jesús es la cabeza y la Iglesia es el cuerpo. Somos sus manos, sus pies, por eso no puede haber en nosotros apatía o indiferencia hacia los planes de Dios; por eso debemos predicar el evangelio a quien no conoce a Cristo e involucrarnos y comprometernos con nuestra iglesia, recibir los mensajes de exhortación, ánimo, consuelo, advertencia y fortaleza, para transformar nuestra vida y la de otros a nuestro alrededor. Congregarse es un mandato que trae bendición porque Dios está allí donde nos reunamos en Su nombre, y acelera la sanidad y liberación de nuestra alma de cualquier atadura del enemigo: *"Confesaos vuestras ofensas unos a otros, y orad unos por otros, para que seáis sanados. La oración eficaz del justo puede mucho"* (Santiago 5:16).

En los salmos también vemos cuán bueno, provechoso y agradable es que nos mantengamos en unidad y armonía fraterna. Bendiciones de toda clase se extienden a quienes reciben juntos el aceite de la preciosa unción del Espíritu Santo de Dios: *"¡Mirad cuán bueno y cuán delicioso es habitar los hermanos juntos en armonía! Es como el buen óleo sobre la cabeza, el cual desciende sobre la barba, la barba de Aarón, y baja hasta el borde de sus vestiduras. Como el rocío de Hermón, que desciende sobre los montes de Sion; porque allí envía Jehová bendición, y vida eterna"* (Salmo 133:1-3).

A cada miembro en el cuerpo de Cristo le son dados diferentes tipos de dones espirituales para edificar el cuerpo y aportar a su crecimiento armónico. Es decir, cada don que tenemos no es para nuestro beneficio personal, sino para el de la congregación: *"Sino que, siguiendo la verdad en amor, crezcamos en todo, en aquel que es la cabeza, esto es, Cristo, de quien todo el cuerpo, bien concertado y unido entre sí por todas las coyunturas que se ayudan mutuamente, según la actividad propia de cada miembro, recibe su crecimiento para ir edificándose en amor"* (Efesios 4:15-16).

Finalmente, en la congregación, los creyentes se animan y apoyan unos a otros. Muchas respuestas a nuestras cargas o preocupaciones nos las dará Dios a través de un hermano; una sencilla oración o revelación de la Palabra, compartida con amor, puede cambiar nuestras vidas. Tenemos la necesidad de relacionarnos unos con otros, porque Dios lo ha establecido de ese modo. Dios nos ha creado para vivir en familia, no solos ni aislados: *"Por lo cual, animaos unos a otros, y edificaos unos a otros, así como lo hacéis [...] También os rogamos, hermanos, que amonestéis a los ociosos, que alentéis a los de poco ánimo, que sostengáis a los débiles, que seáis pacientes para con todos"* (1 Tesalonicenses 5:11,14).

### *Acción 4.* Bautizarse en aguas.

Con el bautismo en agua, compartimos simbólicamente con Cristo Su muerte y resurrección: *"Porque somos sepultados juntamente con él para muerte por el bautismo, a fin de que como Cristo resucitó de los muertos por la gloria del Padre, así también nosotros andemos en vida nueva"* (Romanos 6:4). El bautismo es la inmersión total del cuerpo bajo agua, símbolo de la renovación del espíritu y de ser lavados, de morir o dejar atrás la naturaleza pecaminosa, la vieja manera de vivir. El salir del agua simboliza la resurrección a una nueva vida como discípulos en Cristo Jesús. El bautismo es un mandamiento de Jesús: *"Por tanto, id, y haced discípulos a todas las naciones, bautizándolos en el nombre del Padre, y del Hijo, y del Espíritu Santo"* (Mateo 28:19). Jesús fue bautizado por Juan el bautista en el río Jordán a los treinta años, antes de iniciar su ministerio (Mateo 3:13).

### *Acción 5.* **Llevar una vida de oración.**

La salud espiritual es uno de los componentes más importantes de un estilo de vida saludable, y ésta depende de nuestra relación con Dios. La oración es la base de nuestra relación con Dios, es por medio de ella que tenemos comunión íntima con Él. Orar es dialogar con Dios, donde el creyente le habla a Dios y Dios le habla al creyente. Durante ese tiempo podemos alabarlo, adorarlo y orar por nuestras necesidades y las de otros. Cuando Satanás intenta impedir el avance de los hijos de Dios, la oración y la alabanza obran el poder de Dios a nuestro favor y nos mantienen en victoria, es una llave en manos del creyente que desata poder sobrenatural, inicia la comunicación con el poder de Dios, con Su misericordia, con Su amor y las riquezas de Su gloria. Bien dice Santiago 5:16 que, *"La oración eficaz del justo puede mucho"*.

La oración debe ser parte de nuestra rutina diaria, y para que dé fruto debemos verla como un tiempo a solas en la presencia de Dios. En la mañana, nos prepara para el día y nos llena de fuerzas; en la noche, nos permite relajarnos y olvidarnos de todas las presiones del trabajo o problemas en la familia, dormir profundamente y tener un sueño reparador. La oración tiene el poder de resiliencia, que como si fuera un resorte nos vuelve al nuestro estado original, después que las situaciones de cada día nos "estiran". Por medio de la oración podemos entregarle a Dios nuestras cargas, problemas, ansiedades y preocupaciones. Dice la Escritura: *"Echando toda vuestra ansiedad sobre él, porque él tiene cuidado de vosotros"* (1 Pedro 5:7), y *"Por nada estéis afanosos, sino sean conocidas vuestras peticiones delante de Dios en toda oración y ruego, con acción de gracias"* (Filipenses 4:6).

Si su estilo de vida de oración no está trabajando, hay que redefinirlo hasta que se alinee armoniosamente con su estilo de vida. Pídale ayuda al Espíritu Santo. Esto es importante porque Dios nos ha dado el derecho legal de actuar sobre la tierra, somos el vehículo a través del cual Dios puede moverse y actuar en la tierra. En el libro de Génesis vemos que Dios incluyó el "señorear", en nuestro propósito y diseño, y nos dio autoridad para gobernar la tierra. Es mediante la oración que declaramos "Hágase Tu voluntad aquí en la tierra", pidiendo que Dios cambie nuestras vidas y las de los demás; le damos el derecho legal a Dios para moverse entre nuestros familiares, ciudades y naciones, conforme a Su voluntad. *"Porque Dios es el que en vosotros produce así el querer como el hacer, por su buena voluntad"* (Filipenses 2:13).

Dios busca una familia para tener comunión. Porque Él es un Dios de relaciones. Así como Él se paseaba por el jardín del Edén con Adán y Eva, Él también busca tener una relación con nuestra familia.

A medida que progresamos en nuestra vida de oración, la voz del enemigo comienza a apagarse, y nuestro oído se agudiza para oír claramente la voz de Dios. La oración nos cuida de caer en tentación, y activa y desarrolla los dones espirituales de revelación, el don de Palabra de ciencia, Palabra de sabiduría y discernimiento de espíritus, entre otros.

## 2. Plan de Activación de la Salud Mental y Emocional

Este es el segundo aspecto de un estilo de vida saludable. Después de confesar a Jesús como nuestro Señor y salvador, con un corazón arrepentido, nacemos de nuevo en el Espíritu; somos lavados por la sangre de Cristo y ganamos el derecho al cielo. Nos convertimos en hijos y herederos del Reino de Dios. Experimentamos un cambio espiritual, más, sin embargo, nuestra alma aún no ha sido cambiada. El espíritu nace de nuevo, pero nuestra voluntad, emociones y mente, que conforman el alma, no han nacido de nuevo, siguen atados al pasado y necesitan ser transformados. Aún arrastramos cadenas de maldición y de auto-condenación. Estas ataduras del pasado pueden ser, entre otras, heridas, amargura, resentimiento, falta de perdón, rechazo, y varios complejos.

El alma necesita ser transformada y renovada. Romanos12:2 nos instruye: *"No os conforméis a este siglo, sino transformaos* por medio de la renovación de vuestro entendimiento". Este cambio implica no conformarse a las cosas de este mundo, sino ser transformado internamente por la renovación continua de nuestros pensamientos, con la ayuda del Espíritu Santo. Para esto el alma necesita dos cosas: sanidad interior y liberación. Este es un tópico extenso y complejo y clave para alcanzar un estilo de vida saludable.

### *Acción 1.* Liberación y Sanidad Interior.

Lea el libro "Sanidad Interior y Liberación" del Apóstol Guillermo Maldonado. Busque una iglesia que crea en la liberación. Si esto no es posible, lea el libro y practique la auto-liberación, que debe ser practicada diariamente. Refiérase a la página web del Ministerio Internacional El Rey Jesús para más información (www.elreyjesus.org).

***Acción 2.* Mantenga la sanidad interior y liberación. Los siguientes son 15 pasos para mantener la sanidad interior y liberación:**

1. **Ponerse toda la armadura:** *"Por lo demás, hermanos míos, fortaleceos en el Señor, y en el poder de su fuerza. Vestíos de toda la armadura de Dios, para que podáis estar firmes contra las asechanzas del diablo. Porque no tenemos lucha contra sangre y carne, sino contra principados, contra potestades, contra los gobernadores de las tinieblas de este siglo, contra huestes espirituales de maldad en las regiones celestes. Por tanto, tomad toda la armadura de Dios, para que podáis resistir en el día malo, y habiendo acabado todo, estad firmes. Estad, pues, firmes, ceñidos vuestros lomos con la verdad, y vestidos con la coraza de justicia, y calzados los pies con el apresto del evangelio de la paz. Sobre todo, tomad el escudo de la fe, con que podáis apagar todos los dardos de fuego del maligno. Y tomad el yelmo de la salvación, y la espada del Espíritu, que es la palabra de Dios; orando en todo tiempo con toda oración y súplica en el Espíritu, y velando en ello con toda perseverancia y súplica por todos los santos..."*

   Ponerse la armadura, no es una vana repetición, debemos hacerlo con la convicción de que, en lo espiritual eso está tomando lugar. Esto significa que la verdad, justicia, fe, la Palabra, la salvación y el evangelizar se vuelven para nosotros un estilo de vida. La palabra "vestíos" denota la determinación de hacer algo.

   • *Al ceñirnos los lomos con la verdad*, tomamos la disciplina de ignorar falsas doctrinas y enseñanzas. Asimismo, el adoptar un estilo de vida saludable implica buscar la verdad del proceso de transformación del cuerpo, el alma y el espíritu.

   • *La coraza de justicia* nos proporciona justificación

e identidad ante Dios el Padre. Los cambios siempre vienen acompañados de dolor y molestia. En el proceso de incorporar alimentos más sanos a nuestra dieta, puede pasarle que en algún momento "falle" a su disciplina. Es la coraza de justicia la que guarda nuestro corazón de la culpa, sabiendo que podemos intentarlo una vez más, con mayor fortaleza, sin juicio ni culpabilidad.

- *El apresto del Evangelio,* es la seguridad y rapidez con la que Dios capacita a sus hijos para llevar el Evangelio a las naciones. El plan original de nuestro Padre es que nuestros cuerpos permanezcan sanos, por esta razón, una vez que tomamos la decisión de alinearnos a Su voluntad, Él mismo se encarga de darnos la firmeza que necesitamos para permanecer y compartir con otros la salud total de nuestro cuerpo.

- *El escudo de la fe*, nos ayuda a apagar los dardos de fuego del enemigo, los malos pensamientos que el diablo envía a nuestra mente para oprimirnos. En nuestro caminar diario, nuestros buenos hábitos van a ser probados. La tentación de probar y consumir alimentos que no benefician nuestro cuerpo va a presentarse constantemente, poniendo a prueba nuestra capacidad de mantenernos firmes en la decisión de cuidar el templo del Espíritu Santo.

- *El yelmo de la salvación* hace referencia a la cobertura espiritual que la salvación nos proporciona. Ahora bien, cuando nos referimos a la salud integral del cuerpo, esta porción de la armadura representa uno de los beneficios más poderosos que obtuvo Jesús en la cruz, la cual es la Sanidad. Todo cristiano nacido de nuevo debe siempre recordar que Cristo murió para que seamos sanos, por encima de todo diagnóstico médico. Es por esto que a diario es necesario recordar que fuimos creados para ser saludables y vivir en salud. Ésta debe ser una constante declaración en nuestras vidas, y junto con una correcta manera de alimentarnos, el plan perfecto de Dios será realidad en nosotros.

- *La espada de la Palabra*, tiene que ser nuestra arma principal para destruir cualquier argumento que ataque nuestra decisión de caminar alineados a la perfecta voluntad del Padre, la cual es que nuestro cuerpo físico esté integralmente sano.

2. **Conocer nuestra posición en Cristo:** En Zacarías 3:3 leemos como después de reprender al acusador de Josué, Dios le cambia las vestiduras viles que traía por vestiduras finas: *"Josué estaba vestido de vestiduras viles, y estaba delante del ángel. Y habló el ángel, y mandó a los que estaban delante de él, diciendo: Quitadle esas vestiduras viles. Y a él le dijo: Mira que he quitado de ti tu pecado, y te he hecho vestir de ropas de gala. Después dijo: Pongan mitra limpia sobre su cabeza. Y pusieron una mitra limpia sobre su cabeza, y le vistieron las ropas. Y el ángel de Jehová estaba en pie"*.

Este intercambio de atuendos representa un cambio de identidad. Al perdonar nuestros pecados, ya no somos más huérfanos sino hijos de Dios. Esta verdad nos transforma, pues como hijos, ahora tenemos derechos y una herencia espiritual que proteger y cuidar. Jesús llevó nuestras enfermedades en la cruz del Calvario para que nosotros seamos sanos. De manera que, nuestra responsabilidad como hijos es atesorar esta verdad y que nuestro cambio de mente se refleje en los hechos, y dando un giro rotundo a nuestro estilo de comer, con el fin de reflejar la victoria de Cristo en nosotros.

3. **Confesar positivamente:** En nuestro caminar diario nos encontramos con circunstancias que golpean nuestra vida y confrontan nuestra fe. Las declaraciones que hacemos con nuestra boca tienen el poder de desatar bendiciones o maldiciones sobre nuestra vida y las de los que nos rodean. Proverbios 18:21 nos enseña que *"La muerte y la vida están en poder de la lengua, y el que la ama comerá*

*de sus frutos".* Declarar positivamente es un ejercicio donde proclamamos las promesas de Dios para nosotros, no como repeticiones, sino con fe, creyendo que, aunque no las vemos cumplidas aun, por nuestra fe tenemos la certeza que están ahí y son reales. Comience a declarar sanidad y salud sobre su vida hoy.

4. **Tratar con prontitud el pecado**: Para poder vivir en el centro de la voluntad de Dios, es indispensable arrepentirnos y confesar nuestras faltas lo antes posible. La iniquidad y el pecado abren puertas al enemigo, lo que le permite atormentarnos en las áreas que están desordenadas. Dijo David en el Salmo 32, verso 5: *"Mi pecado te declaré, y no encubrí mi iniquidad. Dije: Confesaré mis transgresiones a Jehová; y tú perdonaste la maldad de mi pecado".* Muchos no se dan cuenta que le dan derecho legal a Satanás a través del pecado de gula, que es un "desorden o exceso en la comida o bebida". Esto incluye el comer cuando no tenemos hambre, solo por placer. Este es un pecado que afecta nuestro cuerpo físico. Contamos con el dominio propio como arma para decir NO a lo que sabemos que es un exceso, o que no es beneficioso para nuestra salud. Estos desórdenes o excesos alimenticios son los que muchas veces desencadenan desequilibrios en el buen funcionamiento de los órganos de nuestro cuerpo. Es mi oración que, al leer estas páginas, usted reciba revelación de parte de Dios, y haga la decisión de cambiar o mejorar radicalmente el cuidado del templo del Espíritu Santo que es Su cuerpo. Si no ha sido muy eficaz en esta área, arrepiéntase, pida perdón al Padre y dé un giro para empezar a avanzar en dirección contraria y vivir en salud.

5. **Mantenerse en la Palabra de Dios:** Veamos la primera y más grande instrucción que Dios da a Josué cuando lo escoge como sucesor de Moisés: *"Solamente esfuérzate y sé muy valiente, para cuidar de hacer conforme a toda la ley que mi siervo Moisés te mandó; no te apartes de ella ni a diestra ni a siniestra, para que seas prosperado en todas las cosas que emprendas. Nunca se apartará de*

*tu boca este libro de la ley, sino que de día y de noche meditarás en él, para que guardes y hagas conforme a todo lo que en él está escrito; porque entonces harás prosperar tu camino, y todo te saldrá bien"* (Josué 1:6-8). Como vemos, la Palabra de Dios es la guía más fidedigna para todos los aspectos de nuestra vida. Si la leemos, la guardamos y la ponemos en práctica, el Padre nos garantiza que nos va a ir bien. Aun en el área de nuestra salud la Escritura nos enseña el modelo establecido por nuestro Creador para cuidar nuestro cuerpo y nuestra alimentación. Medite diariamente en Su Palabra y encontrará medicina para su alma y su cuerpo.

6. **Perdonar con Prontitud:** Tenemos que entender que, para poder vivir una vida plena, con salud y alegría, debemos perdonar toda ofensa y desarraigar de nuestra alma toda amargura y falta de perdón. Si no perdonamos, vendrán "verdugos" a nuestra vida: *"Entonces, llamándole su señor, le dijo: Siervo malvado, toda aquella deuda te perdoné, porque me rogaste. ¿No debías tú también tener misericordia de tu consiervo, como yo tuve misericordia de ti? Entonces su señor, enojado, le entregó a los verdugos, hasta que pagase todo lo que le debía. Así también mi Padre celestial hará con vosotros si no perdonáis de todo corazón cada uno a su hermano sus ofensas"* (Mateo 18:32-35). El perdón no es una emoción o sentimiento, sino una decisión. Los verdugos son espíritus de enfermedad que traen malestares físicos. Así que, decida hoy perdonar.

7. **Crucificar la Carne:** En el plano espiritual como con el natural, no existe éxito sin sacrificio. En nuestro caminar cristiano existe una lucha entre nuestra propia voluntad y la voluntad perfecta de nuestro Padre Celestial. Dios nos quiere dar vida en abundancia, pero hasta que no sacrifiquemos nuestra carne no se manifestará en nosotros. Debemos rendir nuestros propios deseos para poder ser bendecidos. Como en todas las cosas que hacemos, a la hora de elegir los alimentos que vamos a ingerir, tenemos que morir a lo que nos gusta y decidirnos por lo

que nos hace bien. *"Pues los que son de Cristo Jesús han crucificado la carne con sus pasiones y deseos"* (Gálatas 5:24).

8. **Adorar y alabar al Señor:** La alabanza es un arma espiritual poderosa. Cuando por encima de nuestras circunstancias, decidimos levantar nuestras manos en adoración a Dios, se produce un intercambio entre nosotros y Dios. Si le entregamos nuestras cargas, Él promete tomarlas y cambiarlas por gozo, y Su gozo es nuestra fuente de fuerza y energía. Cuando crea que no puede seguir adelante, levante sus manos al cielo y alabe a Dios. *"¡Aleluya! Alaben a Dios en Su santuario; alábenlo en Su majestuoso firmamento. Alaben a Dios por Sus hechos poderosos; alábenlo según la excelencia de Su grandeza. Alaben a Dios con sonido de trompeta; alábenlo con arpa y lira. Alaben a Dios con pandero y danza; alábenlo con instrumentos de cuerda y flauta. Alaben a Dios con címbalos sonoros; alábenlo con címbalos resonantes. Todo lo que respira alabe al SEÑOR. ¡Aleluya!"* (Salmo 150:1-6).

9. **Ser agradecido con Dios:** Debemos estar agradecidos con Dios porque estamos sanos.

10. **Tener comunión con otros:** Cuando tengamos *Koinonia* con nuestros hermanos procuremos comer de una manera saludable, no contaminemos nuestro cuerpo comiendo lo que no conviene. Su vida natural refleja su vida espiritual y viceversa (Hebreos 10:24; Eclesiastés 4:12).

11. **Mantener el fruto del Espíritu Santo:** *"Andad en el Espíritu, y no satisfagáis los deseos de la carne especialmente comiendo lo que no debemos desenfrenadamente"* (Gálatas 5:16-26).

12. **Poner el hogar en el orden divino:** Nuestro liderazgo y amor por nuestra familia también se demuestra cuando somos ejemplo para nuestra familia, al comer saludablemente (Efesios 5:21-33).

13. **Orar sin cesar:** Cuando oramos sin cesar, el Espíritu nos ayuda en nuestra debilidad. (Romanos 8:26-27; 1 Juan 5:14-15; 1 Tesalonicenses 5:17).

14. **Buscar la Santidad:** Esto significa una total consagración a Dios en espíritu, alma y cuerpo, lo que se refleja en un espíritu, alma y cuerpo sano (1 Juan 3:1-3; Deuteronomio 10:12-13).

15. **Diezmar y ofrendar.** Cuando obedecemos este mandato y compromiso con Dios, Él reprende al devorador que quiera venir a dañar nuestro espíritu, alma y cuerpo, y *"seremos tierra deseable, dice Jehová de los ejércitos"* (Malaquías 3:12).

## 3. <u>Plan de Activación de La Salud Física</u>

El tercer componente de un estilo de vida saludable es la salud física, cuyas partes más importantes son la ejercitación, el descanso y el dormir. La ausencia prolongada de cualquiera de estos componentes va tener un efecto negativo sobre la salud. Cuando no se ejercita, se descansa o se duerme adecuadamente, la salud es el precio a pagar. En el capítulo anterior hablamos de los problemas asociados con el sedentarismo físico y la importancia de la ejercitación.

### *Acción 1.* La Ejercitación

En términos generales, el ejercicio es beneficioso para la salud, pero existen ejercicios que son más beneficiosos que otros para el cuerpo. Solo 15 minutos, tres veces por semana, del tipo de ejercicios recomendados en este libro sirven para mantener el cuerpo saludable.

A continuación, describo un plan de ejercitación para que personas de todas las edades puedan mantener un estilo de vida saludable. Usted puede diseñar su propio plan de ejercicios semanales, escogiendo el tipo de ejercicios que más le convenga, según su edad y preferencia. Este programa de entrenamiento se puede adaptar también a las exigencias de tiempo de cada persona. Quienes dispongan de más tiempo o deseen más intensidad en sus ejercicios pueden diseñar sus propios programas.

Y para quienes el tiempo es un reto constante o no les gusta hacer ejercicios, pueden hacer el programa mínimo de mantenimiento, que toma solo 15 minutos. ¡No hay excusas! Todos pueden beneficiarse de este programa de ejercicios sin importar su edad.

Antes de comenzar cualquier programa de entrenamiento y especialmente si la persona lleva una vida sedentaria, es recomendable hacerse una evaluación médica personal a fin de determinar si está apta para empezar un programa de entrenamiento físico. Para las personas sedentarias se recomienda hacer un programa de acondicionamiento físico antes de entrar en un programa de ejercitación. Si usted sufre de lesiones o tiene limitación de movimientos, consulte primero con profesionales que le ayuden a determinar el tipo de ejercitación adecuada para usted, porque ciertos ejercicios podrían agravar lesiones existentes. Las personas que tienen dolor o tienen cualquier tipo de afección en la columna vertebral no deben hacer ejercicios que compriman las vértebras como levantar pesas sobre la cabeza o levantar barras de pesas en cuclillas.

La clave para la efectividad del ejercicio es la intensidad y el intervalo de duración. Para obtener el mejor resultado en el ejercicio, se necesita ejercitación de alta intensidad y corta duración, es decir, intercalando entre ejercicios períodos de descanso. Una de las mejores maneras de hacer este ejercicio en el gimnasio es utilizando la máquina cardiovascular elíptica que permite ejercitar todo el cuerpo, incluyendo piernas y brazos, rebajando la velocidad casi al instante. Para este tipo de ejercicio no se recomienda usar ni la caminadora ni la escaladora, ya que estas máquinas no se adaptan a la dinámica del ejercicio y tratar de reducir la velocidad de las mismas estando cansado podría ocasionar un accidente.

Otra manera de hacer este ejercicio es con la bicicleta estática. Si no está acostumbrado a correr, no lo haga; éste es para atletas que tienen sus cuerpos condicionados para la demanda de estos ejercicios. Este ejercicio sube el ritmo cardíaco, y a la misma vez permite un ciclo de recuperación y reparación del cuerpo. Este tipo de ejercicio maximiza la secreción de la hormona HGH que optimiza el metabolismo, y ayuda a regular la insulina y el azúcar de la sangre. La secreción máxima de HGH aumenta la energía y la resistencia, reduce la acumulación de grasa, y aumenta la masa muscular, además incrementa la densidad ósea, mejora la líbido, reduce la presión arterial y mejora los patrones de sueño y anímicos. Es excelente en términos de eficiencia.

Dos tipos de ejercicios son recomendados, ejercicios cardiovasculares de alta intensidad intermitentes, y ejercicios de fuerza de alta intensidad. Los ejercicios de fuerza promueven el crecimiento y la densidad de los músculos y fortalecen los huesos, por lo que se recomienda combinarlos con los cardiovasculares dentro de un programa semanal. El ejercicio de fuerza recomendado es el levantamiento de pesas, usando las máquinas del gimnasio, que se convierte en un ejercicio de alta intensidad. Se recomienda desarrollar el programa de ejercitación con un entrenador, y una vez que se familiarice con el programa, podrá continuar por su cuenta.

Existen diferentes tipos de ejercicios y programas de ejercitación. Cualquier programa de ejercicios debe incluir ejercicios de calentamiento, estiramiento y enfriamiento. Antes de hacer cualquier tipo de ejercicio se deben calentar y estirar los músculos, y al finalizar se deben hacer ejercicios de enfriamiento. El calentamiento y los estiramientos adecuados preparan el organismo para el esfuerzo que supone el entrenamiento y lo predisponen para un mejor descanso una vez que concluya. Los estiramientos después del ejercicio ayudan a la relajación y la recuperación del cuerpo, evitando lesiones en general. El objetivo fundamental de los enfriamientos es la recuperación del cuerpo, al relajar el tono muscular después de la sobrecarga que se les puso con el entrenamiento. Esto ayuda a lograr una completa relajación muscular y evita que al día siguiente estemos resentidos.

### Entrenamiento de Alta Intensidad y Corta Duración

El propósito del ejercicio es completar 3 ciclos. Cada ciclo consiste en 3 explosiones y 3 descansos. Es decir, hay que completar un total de 9 explosiones y 9 descansos. Consiste en hacer por 20 segundos el ejercicio en la maquina elíptica, moviendo las piernas y los abrazos a la mayor rapidez posible, seguido por un descanso de 20 segundos. El último descanso de cada ciclo es de 2 minutos. El primer ejercicio debe hacerse gradualmente, incrementando la velocidad e intensidad del ejercicio hasta estar seguros que el cuerpo está listo para el esfuerzo y evitar cualquier tipo de lesión. El objetivo es subir al máximo el ritmo cardíaco, como si se estuviera realizando una prueba de esfuerzo. Continúe de la siguiente manera:

# 15 Minutos de Ejercicios

**Paso 1**: Estiramiento y calentamiento. Por 4 minutos, caliente y estire los músculos de las piernas y los brazos adecuadamente.

**Paso 2:** Explosión. Por 20 segundos mueva las piernas y los brazos rápidamente en la máquina elíptica hasta subir el ritmo cardíaco al máximo, es decir, hasta que sienta que le falta aire para respirar.

**Paso 3**: Descanso. Descanse por 20 segundos para bajar el ritmo cardíaco.

**Paso 4:** Repita dos veces más el mismo ejercicio hasta completar un ciclo de 3 explosiones y 3 descansos. Al finalizar la tercera explosión descanse por 2 minutos.

**Paso 5:** Complete 2 ciclos más hasta completar un total de 3 ciclos, es decir, 9 explosiones con sus 9 descansos.

**Paso 6:** Después de concluir la última explosión del último ciclo, continúe pedaleando holgadamente hasta que se normalice la respiración.

El total de los tres ciclos se completa en 11 minutos, incluyendo 2 minutos de descanso pedaleando hasta normalizar la respiración.

Este ejercicio puede ser complementado con algunos de los ejercicios de entrenamiento de fuerza que siguen a continuación, para aquellas personas que quieren y necesitan más ejercicios.

## Entrenamiento de fuerza de alta intensidad

Para los ejercicios de fuerza, se recomienda usar al menos 4 de los 5 ejercicios listados aquí:

1. Flexiones en barra horizontal (Pull-down o Chin-up)

2. Ejercicios para el pecho (Chest Press)

3. "Compound row" (ejercita la espalda y en menor medida los hombros, bíceps y antebrazos)

4. Ejercicios para los hombros (Shoulder Press)

5. Ejercicios para las piernas (Leg Press). Sentado utilizando toda la espalda como punto de apoyo

6. Abdominal (Ejercicios abdominales en máquinas, en posición sentado)

Use el peso que le permita hacer por lo menos 8 repeticiones, pero no más de 12.

1. Comience a levantar el peso lentamente. Cuente cuatro segundos para levantar el peso.

2. Baje el peso lentamente. Cuente cuatro segundos para bajar el peso. No estire totalmente sus brazos o piernas; pare cuando llegue a un ángulo de 10 a 15 grados, sin llegar a una posición de descanso.

3. Repita este ejercicio hasta que ya no pueda más (entre 4 y 8 repeticiones). Cuando llegue a ese punto, no trate abruptamente de hacer la última repetición, continúe tratando de hacer lentamente el ejercicio, aunque la pesa no se esté moviendo.

4. Inmediatamente cambie para el próximo ejercicio y continúe con el próximo ejercicio repitiendo los primeros tres pasos.

Este ejercicio no debe tomar más de 15 minutos para completarlo.

A continuación, se listan tres alternativas de entrenamiento que usted puede utilizar para crear su propio programa de entrenamiento basado en estos ejercicios. Cada programa es individual y depende de las preferencias personales y la capacidad de recuperación del cuerpo. Se recomienda contratar un entrenador que conozca este tipo de ejercicios, por dos o tres sesiones, para que le ayude a diseñar el programa de entrenamiento adecuado para usted.

**Alternativa 1**: Entrenamiento de alta intensidad y corta duración.

Este ejercicio se debe hacer semanalmente, como mínimo. Si no piensa incorporar ejercicios de fuerza, entonces se recomienda que haga este tipo ejercicio por lo menos tres veces por semana. El número de veces que estos ejercicios se pueden repetir a la semana depende de la capacidad de recuperación individual. Si usted hace ejercicio hoy y al día siguiente su cuerpo no está listo para otra sesión de trabajo, déjelo descansar un día más.

**Alternativa 2**. Alternar los dos tipos de ejercicios de la siguiente manera.

El lunes haga el ejercicio de entrenamiento de fuerza de alta intensidad. El martes haga el ejercicio de entrenamiento de alta intensidad y corta duración, y el miércoles repita el ejercicio de entrenamiento de fuerza. Usted puede alternar los ejercicios como usted crea más conveniente. El número de veces que se pueden repetir estos ejercicios a la semana, dependerá de su capacidad de recuperación. Si hace ejercicios hoy, y al día siguiente el cuerpo no está listo para otra sesión de trabajo, déjelo descansar un día más, o reduzca la cantidad de ejercicios.

**Alternativa 3**. Combinar los dos tipos de ejercicios. También se pueden hacer los dos tipos de ejercicios el mismo día, tres veces por semana. El número de veces que se pueden repetir estos ejercicios a la semana dependerá de su capacidad de recuperación individual. Si su cuerpo no está listo para otra sesión de trabajo al día siguiente, déjelo descansar un día más, o reduzca la cantidad de ejercicio. Es recomendable cambiar los programas de entrenamiento periódicamente para mejor aprovechamiento del cuerpo.

### Ejercicios especiales para fortalecimiento y balance

Si siente que su musculatura alrededor del torso se ha puesto flácida y siente debilidad en la espalda, el abdomen y la pelvis, es recomendable incorporar estos ejercicios especiales para el fortalecimiento de los músculos de soporte. Con el paso de los años y la falta de ejercicios, los músculos de la espalda, el abdomen y la pelvis se vuelven flácidos, la columna vertebral tiende a colapsar y los espacios intervertebrales se reducen.

El cuerpo tiene 29 músculos localizados en la espalda, el abdomen y la pelvis, que constituyen la base del movimiento del cuerpo entero. El fortalecimiento de estos músculos ayuda a la protección y el soporte de la espina vertebral previniendo lesiones y creando un mejor balance y estabilidad. La espina vertebral protege el sistema nervioso, sistema responsable de dirigir los procesos de sanidad del cuerpo. Estos ejercicios ayudan a proteger la columna vertebral. El programa llamado "Foundation Training" creado por el Dr. Eric Goodman se recomienda especialmente para aquellas personas que tienen dolores o padecimientos en la región cervical (cuello), torácica o lumbar. Estos ejercicios también sirven para reentrenar el cuerpo para realizar ejercicios de alta intensidad sin riesgo de lesiones.

## Por qué ejercitarse en ayunas

Ejercitarse en ayunas ha demostrado tener grandes beneficios para la salud y para mantenerse en buen estado físico. Se cree que puede ser clave para mantener su cuerpo biológicamente joven. Esto se logra haciendo ejercicio a primera hora de la mañana, antes del desayuno. Este régimen complementa la capacidad de quemar grasas, que es controlado por el sistema nervioso simpático (SNS) y es activado por el ejercicio y la falta de alimentos. Otra razón es que el ayuno puede provocar un aumento dramático en la Hormona de Crecimiento Humano (HGH), también conocida como "la hormona del ejercicio".

Una investigación reciente encontró que el ayuno eleva el HGH un 1,300 por ciento en mujeres y 2,000 por ciento en los hombres. La combinación del ayuno y el ejercicio maximiza la descomposición de la grasa y glucógeno para producir energía. Esta es la razón por la cual debe ejercitarse en ayunas: fuerza al cuerpo a quemar grasa. Para reparar los músculos se debe consumir aproximadamente 20 gramos de proteínas después del ejercicio.

## *Acción 2.* La necesidad de descansar y dormir

El buen descanso, así como el dormir bien, son tan importantes como la ejercitación y el buen comer. Son componentes cruciales para mantener un estilo de vida saludable. Sin dormir las horas adecuadas al día y sin descanso, la capacidad de concentración, de enjuiciamiento y de participar en las actividades cotidianas disminuye, a la vez que aumenta la irritabilidad. La vigilia prolongada va acompañada de un trastorno progresivo de la mente, comportamiento anormal del sistema nervioso, lentitud de pensamientos, irritabilidad y psicosis. El sueño restaura el equilibrio natural entre los centros neuronales, mientras que el dormir poco o mal, compromete nuestro estado de salud en general. Es muy común sentir dolores en las articulaciones por falta de descanso.

Muchos hombres y mujeres de Dios niegan a sus cuerpos el descanso y el sueño necesarios, alegando que la carne hay que crucificarla, pero crucificar la carne no significa abusar del cuerpo; en el cuerpo solo se crucifican los pecados. El merecido descanso y el dormir mínimo de 7 a 8 horas diarias no es un pecado que necesite crucificarse. La salud es el precio que se paga por los abusos del cuerpo. El apóstol Pablo nunca cita el buen descaso y el buen dormir como una obra de la carne que se deba crucificar: *"Y manifiestas son las obras de la carne, que son: adulterio, fornicación, inmundicia, lascivia, idolatría, hechicerías, enemistades, pleitos, celos, iras, contiendas, disensiones, herejías, envidias, homicidios, borracheras, orgías, y cosas semejantes a estas; acerca de las cuales os amonesto, como ya os lo he dicho antes, que los que practican tales cosas no heredarán el reino de Dios"* (Gálatas 5:19-21).

El descanso es un estado de actividad mental y física reducido, que hace que el sujeto se sienta fresco, rejuvenecido y renovado para continuar con las actividades cotidianas. El descanso no es simplemente inactividad, requiere tranquilidad, relajación sin estrés emocional y liberación de la ansiedad. La persona que descansa se encuentra mentalmente relajada, libre de ansiedad y físicamente calmada.

La clase y necesidad de descanso varía según la ocupación de cada persona. Cada quien tiene hábitos personales para descansar, tales como leer, hacer ejercicios de relajación o dar un paseo. Si el trabajo cotidiano es físico, es importante darle al cuerpo un receso físico. Si el trabajo es mental, entonces hay que darle al cuerpo un receso mental. Limite su trabajo a 8 horas al día, cinco días a la semana, durante el día. Las largas horas de trabajo en el día y los trabajos nocturnos deben hacerse esporádicamente. Dios hizo la noche para descansar. No debe abusar de la mente ni del cuerpo.

Debemos descansar diariamente, y por períodos más largos, al menos una vez al año. Después de un año de trabajo a tiempo completo, el ser humano necesita de tres a cuatro semanas seguidas de vacaciones. Un buen hábito es tomar vacaciones de hasta cuatro semanas, sin interrupciones de llamadas telefónicas de trabajo y sin llevarse trabajo para hacerlo en casa durante las vacaciones. En vacaciones dedíquese a su familia. Un buen hábito para la salud en los lugares de trabajo es tener personas entrenadas para que las operaciones puedan continuar sin tener que molestar a quien está de vacaciones. Al honrar el descanso de nuestro cuerpo que es el templo del Espíritu Santo, estamos honrando a Dios.

Por lo general, las personas en los Estados Unidos pierden dos horas de sueño al día. Esto genera una privación crónica de sueño que trae como consecuencias dolor de cuello, espalda o de articulaciones. Las personas, tratando de solucionarlo toman más bebidas estimulantes y los fumadores aumentan su consumo. Su carácter se va alterando y puede llegar a desarrollar enfermedades crónicas. Las horas de sueño que se pierden no se recuperan nunca.

### *Sin dormir adecuadamente llevamos al cuerpo a un estado de emergencia*

Un equipo de investigadores de la Universidad de Chicago ha descubierto que no dormir lo suficiente es una de las causas de obesidad, pérdida de memoria, bajas defensas, envejecimiento prematuro, diabetes e hipertensión arterial. Eve Van Cauter, una profesora de medicina de la Universidad de Chicago, dice en un artículo publicado en noviembre de 2004 que quienes acumulan una deuda de sueño, a la larga tienen que pagar un precio muy alto. Según sus estudios millones de personas trabajan de noche y duermen de día, un estilo de vida que resulta en un déficit sustancial de pérdida de sueño.

Hoy, muchas personas solo duermen regularmente entre 5 y 6 horas diarias. Piensan que su cuerpo se ha adaptado a ese ritmo de trabajo y que sólo sufren temporalmente de cansancio, irritabilidad y deterioro de las facultades mentales y que pueden recuperarse con café o una bebida energética. Pero la verdad es que las consecuencias van más allá de las funciones cognitivas. El principal hallazgo del experimento realizado por el equipo de la doctora Van Cauter es la alteración del sistema endocrino, responsable de segregar las hormonas. Mientras dormimos, el cuerpo secreta la hormona prolactina a altos niveles, y cuando nos levantamos disminuye. La prolactina se encarga de producir y garantizar el suministro de leche cuando una mujer está amamantando.

Para realizar este estudio, Van Cauter privó de cuatro horas de sueño a un grupo de hombres jóvenes durante seis días. Como resultado, su capacidad de secreción de insulina se redujo en 30 por ciento, se elevó la concentración de la hormona cortisol y bajó el nivel de la hormona que estimula la tiroides. En otras palabras, al acortar el sueño, el organismo responde como si estuviera bajo mucha presión. Las glándulas adrenales segregan cortisol a modo de defensa cuando hay una situación de estrés. Si el exceso de cortisol se mantiene por largos períodos, puede dañar las células cerebrales y encoger el hipocampo, que es la región cerebral donde se regula el aprendizaje y la memoria.

Por eso, la falta crónica de sueño produce pérdida de memoria. Los niveles elevados de cortisol contribuyen a debilitar el sistema inmunológico, aumentando con ello la propensión a las infecciones y otras enfermedades. La tendencia a engordar de algunas personas que comen normalmente se debe a que el metabolismo procesa lentamente los carbohidratos, haciendo que el nivel alto de glucosa en la sangre se demore un 40 por ciento más en bajar. Van Cauter señaló que en menos de una semana, la tolerancia de estos jóvenes a la glucosa era la de una persona de 65 años. Después de empezar a descansar 12 horas diarias, los jóvenes se recuperaron completamente. Sin embargo, la investigadora sostiene que no hay pruebas de que se puedan revertir los efectos negativos provocados por el déficit crónico de sueño al volver al patrón normal de descanso.

El promedio de sueño en los países desarrollados ha pasado de nueve horas en el primer cuarto de siglo a siete en la actualidad. La cifra es inferior entre ciertos sectores laborales, y en los trabajadores por turnos, como el personal hospitalario, que no sobrepasa las cinco horas. Hay una correlación entre el patrón de sueño moderno y el incremento de problemas de salud. Casi el 10 por ciento de los americanos puede consistentemente dormir menos de 8 horas al día sin ningún tipo de efecto adverso de salud. Muchos necesitan hasta 10 horas al día. Si usted es una persona que necesita 9 horas y solo duerme 8, usted está desarrollando un déficit de sueño. Cada uno de nosotros es responsable de entender cómo trabaja su cuerpo y respetar sus necesidades. La salud es el precio que hay que pagar por las malas decisiones.

Otras recomendaciones útiles: evite dormir boca abajo. Cuando duerma de lado, no duerma sobre sus hombros. Estire su brazo y duerma apoyándose sobre todo el costado para evitar dolores en los hombros. Para los dolores lumbares es recomendable dormir boca arriba en un colchón firme que evite que el cuerpo se hunda. Dormir boca arriba con almohadas debajo de las rodillas que permitan flexionar las rodillas, ayuda a aliviar los dolores lumbares porque abre la parte posterior de la columna vertebral. Ya sea que duerma boca arriba o de costado, escoja la almohada adecuada que provea el soporte adecuado para la región cervical del cuello.

# Plan de Activación

## Componentes Externos
## Relaciones, Alimentación y
## Toxicidad

### Capítulo 11

*Hemos hecho de la comida una raíz*
*de iniquidad, y ahora pasamos la vida*
*orando de rodillas.*

## 4. <u>Plan de Activación de Las Relaciones</u> <u>Saludables y Edificantes</u>

*No os unáis en yugo desigual con los incrédulos; porque ¿qué compañerismo tiene la justicia con la injusticia? ¿Y qué comunión la luz con las tinieblas? ¿Y qué concordia Cristo con Belial? ¿O qué parte el creyente con el incrédulo? —2 Corintios 6:14-15*

Uno de los factores más importante de la interacción de nuestro ser con el medio ambiente son las relaciones con otros, especialmente las que tenemos a temprana edad con nuestros padres o con personas de autoridad como maestros. Este es el cuarto componente de un estilo de vida saludable, y el primer componente de interacción con el medio ambiente. La base bíblica de las buenas relaciones está en el capítulo 22 de Mateo. La Biblia dice que un discípulo preguntó a Jesús: *"Maestro, ¿cuál es el mandamiento grande en la ley? Y Jesús le dijo: Amarás al Señor tu Dios de todo tu corazón, y de toda tu alma, y de toda tu mente. Este es el primero y el grande mandamiento. Y el segundo es semejante a éste: Amarás a tu prójimo como a ti mismo. De estos dos mandamientos depende toda la ley y los profetas* (Mateo 22:36-40).

*Acción 1.* **Establecer una relación con Dios para constituir la roca de fundación personal.**

La relación más importante de todo ser humano es la relación y comunión personal con Dios, ya que esta relación es la que sustenta o sirve de base para el desarrollo saludable de nuestras relaciones con otras personas. La relación con Dios edifica y sustenta todas las demás relaciones. Nuestro espíritu se hace uno con el Espíritu Santo en el momento que aceptamos a Cristo como nuestro Señor y salvador y el Espíritu Santo empieza a morar en nosotros. Cuando recibimos la llenura del Espíritu Santo nuestro espíritu es sumergido o cubierto por Él, y desde ese momento, las relaciones con nuestra familia, amigos y compañeros de trabajo son coloreadas por la influencia y el poder del Espíritu Santo que vino a morar en nuestro ser.

Cuando un creyente recibe a Jesús como su salvador, en ese mismo acto se efectúa el bautismo en el cuerpo. Es decir, el creyente es sumergido en el cuerpo de Cristo, recibe el regalo de la vida eterna y pasamos a ser hijos y herederos de Dios. Este es el más importante de todos los bautismos. *"Más a todos los que le recibieron, a los que creen en su nombre, les dio potestad de ser hechos hijos de Dios; los cuales no son engendrados de sangre, ni de voluntad de carne, ni de voluntad de varón, sino de Dios. Juan 1:12-13*

Nuestra comunión con Dios es la que nos da identidad como hijos y herederos del Altísimo. Esta identidad es la fundación o la roca para edificar el carácter del cristiano, y hace que la vida del cristiano vaya en aumento y se centre cada vez más en la Palabra viviente. A medida que vamos cambiando por dentro, comienza a cambiar también nuestra percepción del mundo externo. Toda identidad tiene un punto de referencia. Existen la identidad con punto de referencia interna y la identidad con punto de referencia externa. Cuando tenemos una identidad con punto de referencia interna, nos identificamos con el Espíritu de Dios y nos vemos como hijos de Dios; pero cuando nuestra identidad tiene un punto de referencia externa, nos identificaremos con entidades del mundo externo.

Una entidad puede ser tangible o intangible, puede ser una circunstancia, situación, condición, persona, título de propiedad, título universitario, propiedad, tarjeta de crédito, apellido de familia, nacionalidad, raza, religión, profesión, organización, etc. Es decir, nos identificamos con entes del mundo que tienen asiento en el ego, el orgullo y la habilidad humana. Este fue el grave error que cometió Coré al rebelarse contra Moisés y dejar que su orgullo y doscientos cincuenta varones de los hijos de Israel no le permitieran ver su verdadera identidad: *"Y se juntaron contra Moisés y Aarón y les dijeron: ¡Basta ya de vosotros! Porque toda la congregación, todos ellos son santos, y en medio de ellos está Jehová; ¿por qué, pues, os levantáis vosotros sobre la congregación de Jehová? Cuando oyó esto Moisés, se postró sobre su rostro"* (Números 16:3-4).

Las identidades con punto de referencia externa son temporales y perecederas. Solo nuestra identidad en Cristo es permanente e inmutable. Somos hijos del Dios de Abraham, Isaac y Jacob; nuestro Dios todopoderoso, el mismo ayer, hoy y para siempre. La identidad con punto de referencia externa alimenta el orgullo y crea la necesidad de ejercer poder sobre otros; de buscar la aprobación de otros y de controlar las cosas, porque está basada en el espíritu de miedo.

Cuando nos identificamos con Cristo, no existe miedo, ni necesidad de controlar, de tener poder o de buscar aprobación de otros porque nuestra identidad es la de ser hijos de Dios y sabemos quién tiene el poder y el control, sobre todo. Cuando su identidad está fundamentada en Cristo, usted le da el justo valor e importancia a los papeles que tiene que jugar socialmente, mientras que el ego es nuestra máscara social, la cual está impulsada por el orgullo.

La identidad en Cristo nos hace ser consistentes en nuestro actuar, porque queremos imitar y alcanzar el carácter de Cristo. Si somos una persona en casa y otra en la calle, o personas de doble ánimo, es porque nuestra identidad no está firmemente arraigada en Cristo Jesús. La identidad cristiana, mediante la comunión con Dios, permite que el espíritu (y no el alma, el cuerpo o el enemigo) tomen el liderazgo de nuestras vidas y podamos trascender de lo natural a lo sobrenatural. Esta transición es la que libera al espíritu, rompe las cadenas físicas y se manifiesta en lo natural todo el potencial, la máxima expresión de lo que somos espiritualmente. Fuimos hechos a imagen y semejanza de Dios. Lo sobrenatural libera el potencial humano, porque nos alinea con el poder que manifiesta y crea todo: el poder de Dios.

No se trata solo de creer en Dios o de saber que Él existe; se trata de establecer una relación íntima, de tener comunión con Él, por medio de la alabanza, la adoración y la oración diaria. Nuestra relación con Dios hace que Él nos guíe a escoger las personas con quienes nos relacionamos; nos conecta con gente que nos ayuda a crecer y edificarnos espiritualmente. Quizá no podemos escoger nuestra familia, pero sí con quién nos relacionamos.

*Acción 2.* **Unirnos en relaciones con yugos iguales.**

La Biblia nos enseña que no debemos unirnos en yugos desiguales: *"No os unáis en yugo desigual con los incrédulos; porque ¿qué compañerismo tiene la justicia con la injusticia? ¿Y qué comunión la luz con las tinieblas? ¿Y qué concordia Cristo con Belial? ¿O qué parte el creyente con el incrédulo?"* (2 Corintios 6:14-15).

Para entender el significado de lo que la Biblia dice acerca de yugos desiguales vamos a hacer una analogía con lo que se conoce en la agricultura artesanal como la yunta de buey. Estos eran algunos de los requisitos para poner dos bueyes juntos:

Primero, la yunta la conformaba un par de bueyes o toros castrados, porque los toros enteros son peleadores y ariscos. Segundo, la yunta tenía que ser formada por bueyes de la misma fuerza, que fueran al mismo paso, e hicieran surcos rectos, parejos y profundos, y así poder sembrar las semillas. Tercero, los bueyes tenían que ubicarse según su dominio, unos eran zurdos y otros derechos. Si por desconocimiento los cambiaban de sitio, el buey sufría mucho al jalar el arado hasta el punto de rebelarse y no querer dar un paso más. Era común escoger un buey maduro y uno más joven para que el buey maduro liderara el trabajo por su experiencia y paciencia. El buey maduro camina al paso requerido para crear el surco a la profundidad requerida para que prospere la semilla sembrada.

De esta analogía hay mucho que aprender. La mayoría de nuestras relaciones de adultos deben ser con personas maduras y de testimonio, que nos guíen y promuevan lo mejor de nosotros; que faciliten el desarrollo y la edificación de nuestros caracteres. Aunque duela, necesitamos ser corregidos con amor. La corrección directa es muy importante y beneficiosa para el desarrollo del carácter. La Biblia dice: *"Fieles son las heridas del que ama"* (Proverbios 27:6).

Como ya lo dijimos, la relación más importante es nuestra relación con Dios, y en nuestro yugo con Jesús Él representa el buey maduro y paciente; Él es quien nos guía para arar un futuro recto, justo, profundo, duradero, verdadero y próspero: *"Venid a mí todos los que estáis trabajados y cargados, y yo os haré descansar. Llevad mi yugo sobre vosotros, y aprended de mí, que soy manso y humilde de corazón; y hallaréis descanso para vuestras almas; porque mi yugo es fácil, y ligera mi carga"* (Mateo 11:28-30).

Como la yunta de bueyes, nosotros necesitamos caminar en obediencia a nuestro Señor Jesucristo. Esta es una condición importante para poder formar un yugo con Él. Podemos tener yugos con gente de buen testimonio, pero no debemos tener yugos con personas incrédulas, rebeldes o negativas. *"El que anda con sabios, sabio será; más el que se junta con necios será quebrantado"* (Proverbios 13:20).

Lo más importante en nuestra vida debe ser Jesús, pero necesitamos a otras personas que nos ayuden a arar una vida recta en el Señor, para que la siembra dé buen fruto. El yugo matrimonial debe ser formado entre un hombre que cumpla la función sacerdotal en la familia, y una mujer que provea el apoyo moral, el amor y que ayude a edificar la familia. Los amigos no salvos presentan un grave peligro para un nuevo creyente, porque tratarán de alejarlo de Dios y atraerlo nuevamente a la vida mundana. La Escritura dice: *"No os dejéis engañar. Las malas compañías corrompen las buenas costumbres"* (1 Corintios 15:33). Si usted aprecia a un antiguo amigo, su meta es guiarlo a Cristo; si rechaza a Cristo, no es sabio mantener esa amistad.

La soledad es uno de los problemas más comunes de nuestros tiempos. Una persona puede estar rodeada de gente, pero sentirse sola, porque no tiene amigos verdaderos. La Biblia nos advierte de no asociarnos con burladores, necios, chismosos, inmorales, criticones y personas de mal genio, que no saben controlar su ira.

También dice la Escritura que, *"El que anda en chismes descubre el secreto; no te entremetas, pues, con el suelto de lengua"* (Proverbios 20:19). Y también: *"No te entremetas con el iracundo, ni te acompañes con el hombre de enojos, no sea que aprendas sus maneras, y tomes lazo para tu alma"* (Proverbios 22:24-25). Debemos cuidar que nuestros mejores amigos sean quienes conocen y aman al Señor Jesús. David dijo: *"Compañero soy yo de todos los que te temen y guardan tus mandamientos"* (Salmo 119:63).

Por último, bajo ninguna circunstancia debemos reunirnos con personas inmorales y sin ética. La falta de ética es el trampolín a la inmoralidad. La Biblia dice: *"Bienaventurado el varón que soporta la tentación; porque cuando haya resistido la prueba, recibirá la corona de vida, que Dios ha prometido a los que le aman"* (Santiago 1:12). El Señor no permite que seamos tentados más allá de lo que podemos resistir, y con cada tentación nos da también la salida. *"No os ha sobrevenido ninguna tentación que no sea humana; pero fiel es Dios, que no os dejará ser tentados más de lo que podéis resistir, sino que dará también juntamente con la tentación la salida, para que podáis soportar"* (1 Corintios 10:13).

# 5. **Plan de Activación de la Alimentación**

*"Comemos para morirnos en lugar de alimentarnos para vivir"*

No es posible adoptar un estilo de nutrición saludable si no sabemos de dónde proviene la buena nutrición. Para esto tenemos que estudiar los seis tipos de nutrientes, y para qué sirve cada uno. Lea este capítulo varias veces detenidamente, hasta entender los conceptos y familiarizarse con los nutrientes y sus aportes en la dieta. Los nutrientes son los filtros visuales que se usan para planificar, comprar y preparar la comida. Esto quiere decir que cuando usted compra un aguacate, no solo lo compra porque sabe bien y se ve bonito en la ensalada, sino pensando en una buena fuente de grasas para balancear la comida. Cuando compra frutas, usted piensa en una buena fuente de carbohidratos y vitaminas, especialmente para el cerebro. Cuando compra carne magra de animales alimentados con pastos, usted sabe que tendrá una comida con una buena fuente de proteínas. El propósito de este capítulo es darle el conocimiento básico para que comience a desarrollar los hábitos que conforman un estilo de vida saludable.

Los nutrientes son los carbohidratos que incluyen: fibras, grasas, proteínas, vitaminas, minerales y agua. La presencia de todos estos nutrientes es imprescindible para que nuestro cuerpo funcione correctamente. Por eso tenemos que saber qué comidas contienen los diferentes nutrientes. A no ser que exista una situación especial de salud, no se recomienda seguir ningún tipo de dieta que elimine nutrientes.

Hay una gran diferencia entre hacer dieta y adoptar estilos de vida saludables. Los estilos de vida son permanentes, no se adoptan por temporadas. Por eso, nuestra recomendación es adoptar un estilo de vida nutricional basado en los conceptos y ejemplos de este libro. Quien adopta un estilo de vida nutritivo y saludable no necesita estar contando calorías, y aunque podemos tener una idea del contenido calórico de los alimentos, la prioridad es simplemente asumir la responsabilidad de buscar las buenas fuentes alimenticias.

La mayoría de alimentos tiene diversidad de nutrientes, pero a la vez, predomina en cada uno de ellos la concentración de ciertos nutrientes. Por ejemplo, en el aguacate la grasa monoinsaturada es su ingrediente principal, aunque también es rico en agua, vitaminas, fibras, y minerales como el potasio, el magnesio y tiene un contenido de sodio muy bajo.

Conocer los nutrientes de cada alimento nos permite escogerlo al planificar una comida como una excelente fuente de buena grasa para el cuerpo.

## Los Carbohidratos

Los carbohidratos o hidratos de carbono son los nutrientes energéticos cuyo propósito principal es proveer energía para el funcionamiento metabólico del cuerpo, su actividad intelectual y toda actividad física que realice. Estos constituyen la principal fuente de energía rápida para nuestro organismo, el cual los transforma en glucosa para que las células puedan utilizarlos. La glucosa es el principal nutriente del cerebro. Debido a que éste siempre está en funcionamiento, los carbohidratos son los encargados de proporcionarle energía en forma de glucosa. Como el cerebro no es capaz de almacenar energía, ésta debe ser transportada por medio de la sangre de forma continua. Por lo mismo, cuando se está haciendo un trabajo mental intensivo, el cerebro pone una demanda energética y hace aconsejable merendar constantemente.

Los carbohidratos que provienen de buenas fuentes de alimentación, aportan la fibra dietética necesaria para normalizar el proceso de evacuación, permiten que se nutra el cuerpo, se mantenga el peso, e impide la catabolización de las proteínas de los músculos, para usarlas como fuente de energía. Las frutas y verduras son las principales fuentes de hidratos de carbono.

Aquellos que provienen de malas fuentes permiten que una parte del exceso (glucosa) se deposite en el hígado y los músculos, en forma de glucógeno, para reserva de energía, mientras el resto se convierte en grasa que se almacena en el tejido adiposo o graso. Los alimentos que son malas fuentes de carbohidratos tienen poco valor nutricional y alto contenido calórico que se encuentra en malas grasas (grasas hidrogenadas o parcialmente hidrogenadas), y en azúcares refinados. La comida rápida, la comida chatarra y la comida procesada son las principales fuentes de malos carbohidratos.

## Las Fibras

La fibra no es más que un hidrato de carbono que no es digerido por las enzimas digestivas, razón por la cual no se absorbe y pasa íntegra, sin ser digerida a lo largo del aparato digestivo. Es la parte comestible de las plantas que resiste la digestión y absorción en el intestino delgado y que experimenta una fermentación parcial o total en el intestino grueso.

El consumo adecuado de fibra, ayuda a prevenir el cáncer de colon y de mama. Ayuda a reducir el colesterol, a prevenir enfermedades del corazón, a evitar la diabetes, la obesidad, la diverticulosis, y la constipación. Por ello es preciso añadir las fibras a nuestra alimentación.

## La fibra y la pérdida de peso

Una de las razones por lo que se recomienda mucha fibra cuando se trata de perder peso es que ella ralentiza (disminuye la velocidad) o detiene el vaciado del estómago, lo que nos permite sentirnos llenos por un período largo de tiempo. Cuando se come suficiente fibra se reducen los antojos y se mantiene el metabolismo activo a través de la digestión. La fibra controla el peso, contiene muy poca caloría y hace que uno se sienta satisfecho.

Entre los alimentos ricos en fibra están los cereales integrales como la avena, la cebada, y el trigo, las nueces, semillas, frijoles, lentejas, las frutas y las verduras. Se recomienda que los adultos consuman de 25 a 35 gramos de fibra al día. Desafortunadamente la mayoría sólo ingiere de 5 a 10 gramos de fibra diariamente.

## Tipos de Fibra

Existen dos grandes grupos: la fibra soluble e insoluble en agua. La fibra insoluble se encuentra sobre todo en los cereales integrales y sus derivados. Este tipo de fibra, aunque no es capaz de solubilizarse en agua, sí es capaz de retener ciertas cantidades de agua en su estructura, lo que hace que aumente de volumen, y como no es atacada por la flora intestinal del colon se excreta tal cual por las heces. Estas características permiten aumentar la movilidad intestinal del colon, ayudando a prevenir y mitigar ciertos trastornos digestivos como el estreñimiento, la diverticulosis y otros trastornos del colon.

La fibra soluble se encuentra en alimentos como las legumbres, frutas, verduras y en ciertos cereales como la cebada y la avena. Por ser soluble en agua, al entrar en contacto con ella forma una especie de gel, aumentando su volumen y su capacidad para circular por el intestino. Este tipo de fibra estimula el sistema digestivo y reduce el tiempo de tránsito intestinal, algo muy beneficioso para nuestra salud. Es común que se fermente en el colon y provoque gases.

**Funciones dietéticas de la fibra**

- Las fibras tienen un pequeño aporte energético

- Produce sensación de saciedad porque aumenta su volumen en el aparato digestivo.

- Se recomienda para bajar de peso (vea la lista de carbohidratos con fibra en esta sección).

- Retrasa el vaciamiento gástrico, lo que permite que los nutrientes se absorban lentamente sin que cause un alza brusca de glucosa.

- Evitan el estreñimiento, porque reduce el tiempo de tránsito intestinal.

- Disminuye la absorción de colesterol, al retenerlo con ella y eliminarlo con las heces.

- Previene enfermedades relacionadas con el sistema digestivo como diverticulosis. Se cree que juega un papel importante en la prevención de cáncer de colon, ya que evita que sustancias cancerígenas estén mucho tiempo en contacto con la mucosa intestinal.

**Buenas Fuentes de Carbohidratos**

Elija alimentos orgánicos cuando sea posible. Las mejores opciones de carbohidrato son los vegetales por su alto contenido de fibra y la baja acción de la glucemia (medida de concentración de glucosa libre en la sangre).

Cada año el Grupo de Trabajo Ambiental (Environmental Working Group - EWG) publica en internet la "Guía de Pesticidas para los Consumidores", que lista los 12 alimentos con mayor cantidad de residuos de pesticidas, por lo que recomienda comprarlos orgánicos. También publica la lista de los 15 alimentos limpios, que recomienda consumir aun sin ser orgánicos, por contener pocos pesticidas.

A continuación, la más reciente lista publicada:

- Los 12 Sucios: Manzanas, Fresas, Uvas, Apio, Melocotones, Espinacas, Pimientos dulces, Nectarinas (importadas), Tomates cherry, Pepinos, Guisantes importados y Patatas.

- Los 15 Limpios: Aguacates, Maíz dulce, Piñas, Repollo, Guisantes dulces congelados, Cebollas, Espárragos, Mangos, Papaya, Kiwis, Berenjena, Toronja, Melón, Batatas y Coliflor.

**Las Frutas**

Las frutas son la fuente de carbohidratos perfecta para proveer energía necesaria durante demandas físicas, como el ejercicio, y mentales, como el estudio. Estas proveen energía con el costo energético de digestión más económico y estabilizan el nivel de glucemia de forma prolongada. Se componen principalmente de fructosa (que se transforma con facilidad en glucosa), y de 90-95% de agua; además contienen fibra, vitaminas y minerales. Las frutas nos limpian y alimentan al mismo tiempo, mientras que la azúcar refinada o la glucosa son poco favorables como fuente energética del cerebro, pues elevan el nivel de glucemia de manera temporal, aunque desciende rápidamente causando una disminución de las capacidades mentales.

**¿Cómo se debe comer la fruta?**

La fruta se debe comer con el estómago vacío porque, con la excepción de la banana, no son digeridas en el estómago sino en el intestino delgado (las frutas pasan del estómago al intestino en 20 minutos). Si usted quiere comerlas antes de la comida, hágalo media hora antes, pues consumirlas después de cenar hace que no puedan pasar al intestino y se queden horas en el estómago encima de la otra comida, fermentándose, lo que afecta el proceso digestivo y ocasiona gases, pesadez estomacal y reflujo.

Las frutas naturales congeladas, no procesadas, se recomiendan para hacer jugos naturales ya que son más económicas y conservan su valor nutritivo al ser congeladas. Tan pronto se corta la fruta y es expuesta al aire comienza el proceso de oxidación de la misma (recuerde como la manzana se oscurece poco después de ser cortada), por esto es importante congelarla inmediatamente después de ser cortada. Una fruta congelada de aspecto dormido y opaco es una fruta que ha sufrido oxidación.

Las mejores frutas para rebajar peso son aquellas que tienen el índice glicémico más bajo como el limón, la toronja, fresas, frambuesa, arándanos, zarzamoras y las moras. La porción adecuada es otro aspecto fundamental. Cuando se ingiere una gran cantidad de comida a la vez se hace necesaria mucha energía para darle prioridad a la digestión por encima de los otros procesos, y reducir la energía que sube al cerebro. Por esto, después de comer mucho las personas se sienten somnolientas, apáticas mentalmente y cansadas. Recuerde: todo exceso de comida que no es quemado por el cuerpo se almacena en grasas, contribuyendo al sobrepeso; por eso, es mejor comer raciones pequeñas. Durante el trabajo intelectual intenso, es mejor comer frutas y carbohidratos en pequeñas cantidades para mantener el flujo de glucosa en el cerebro.

## Buenas fuentes de frutas

A continuación, se listan las frutas de bajo, moderado y alto contenido glucémico, que son la mejor fuente de frutas para adelgazar. Siempre que sea posible, compre frutas orgánicas.

*Frutas de bajo contenido glucémico*: moras, arándanos, boysenberries, bayas de saúco, grosellas, moras-frambuesa, frambuesas y fresas

*Frutas de moderado contenido glucémico*: cerezas, peras, albaricoques, ciruelas, melones, naranja, melocotones, aguacates pomelo, ciruelas pasas deshuesadas, manzanas, nectarinas, kiwi, limones, lima, granadas, mandarinas, fruta de la pasión (maracuyá) y caquis.

*Frutas de alto contenido glucémico*: banana, piña, uvas, sandía, mango y papaya.

A continuación, se ofrecen dos opciones de las mejores fuentes de carbohidratos. Primero, los vegetales con alto contenido de fibra y el más bajo contenido de calorías. El segundo grupo está compuesto por carbohidratos que tienen almidón, por lo que su contenido calórico es superior. Los vegetales son la mejor fuente de carbohidratos por su alto contenido de fibra y la baja acción de la glucemia.

## Opciones de carbohidratos vegetales con alto contenido en fibras

Recuerde, las mejores fuentes de carbohidratos son los vegetales debido al alto contenido de fibra y la baja acción de la glucemia. Los carbohidratos listados a continuación son la fuente preferida de carbohidratos para todas las personas, de todas las edades y condiciones.

Rúcula, espárragos, brotes de soja, hojas de remolacha, brotes de bambú, pimentón (rojo, amarillo, verde), habas, repollo morado, cebollas rojas y blancas, coliflor, ajo, berro, coles de bruselas, col verde, hojas de diente de león, jícama (crudo), raíz del jengibre, frutas de chayote, jalapeño, lechuga romana, achicoria, cilantro, endibia, pepino, hongos, guisantes, espinacas, cebollino, calabaza espagueti, habichuela, judías verdes, hinojo, col rizada, nabos verdes, perejil, tomates, hojas de mostaza, rábano, cebolla alargada, brócoli, calabazas de verano, acelgas, apio España, palmitos y colinabo.

## Opciones de carbohidratos vegetales con contenido en almidón

Si su objetivo es perder peso o si sufre de diabetes, de enfermedades cardiovasculares o cáncer, debe consumir este tipo de carbohidratos de manera moderada porque contienen almidón, más glucosa y suben la glucemia más rápidamente. A continuación, la lista:

Sémola (seca de grano entero), Bulgur (tabouli), Panes integrales, Cereales integrales, Avena integral, AkMak Crackers, Pan Ezequiel, Wasa Cracker, Cereales integrales, Tortillas de grano entero, Caupí, Habichuelas, Frijoles Negros, Frijoles, Lentejas, Frijoles mungo, Frijoles grandes del norte-Blancos, Frijoles Pintos, Millet (mijo), Legumbres, Frijol negro, Frijoles Adzuki, Nabos, Garbanzos, Centeno, Guisantes, Frijoles Blancos, Frijoles de la Armada, Cebada, Arroz integral, Granos de alforfón, Squash (bellotas de invierno), Alcachofas, Puerros, Quimbombó, Calabaza, Judías amarillas, Habas y Camote o ñame.

Compre las frutas y los vegetales de la época y que provengan de granjas locales. Las granjas locales utilizan pesticidas orgánicos que ellos mismos preparan con vegetales naturales. Si usted ve una fruta o vegetal picado por un animal, alégrese porque eso quiere decir que no tiene pesticidas.

## Las Grasas

Las grasas saturadas, mono-insaturadas y poli-insaturadas provenientes de la carne animal y de plantas son vitales para el funcionamiento del organismo; cumplen una función importante en los procesos metabólicos y el correcto funcionamiento del organismo. Las grasas en general constituyen la fuente principal de energía del cuerpo humano, y la reserva energética a largo plazo para soportar y combatir cualquier enfermedad o accidente. Tienen una función aislante para cambios repentinos de temperatura, y protectora contra lesiones mecánicas de órganos importantes. Desde el punto de vista nutricional, las grasas les dan sabor a los alimentos. Tienen también una función reguladora; algunos lípidos forman hormonas como las sexuales o las suprarrenales.

Las grasas saturadas, las cuales han sido desacreditadas por mucho tiempo, constituyen por lo menos el 50 por ciento de las membranas celulares, manteniendo su consistencia e integridad. Dios puso grasas saturadas en la leche materna, donde son claves el ácido butírico, el caprílico, láurico y esteárico, fundamentales para el funcionamiento del cerebro.

Las grasas saturadas son antivirales, anti fungicidas, anti caries, anti placa, y el combustible preferido del corazón. Las grasas vehiculizan vitaminas y nutrientes esenciales, por lo que son imprescindibles para la absorción de las vitaminas liposolubles (A, D, E y K). Para la incorporación efectiva del calcio en el esqueleto se necesita por lo menos un 50 por ciento de grasa saturada, y disminuye la presencia de lipoproteínas, consideradas como un predisponente sanguíneo para ataques cardíacos. Sirven de protección para el hígado frente al alcohol y otros tóxicos, y fortalecen el sistema inmunológico. Una dieta rica en ácidos grasos saturados es necesaria para el uso apropiado de los ácidos grasos esenciales y para que los omega-3 se fijen mejor en los tejidos. La alimentación sin grasas es una insensatez. Al igual que con cualquier otro nutriente, el uso moderado de las grasas es necesario.

Las grasas insaturadas han demostrado ser claves en la reducción del colesterol-LDL y en la reducción del riesgo de enfermedad coronaria y accidentes cerebrovasculares. El principal ácido graso mono insaturado en la dieta es el ácido oleico. Este ácido graso es importante en la estructura lipídica de las membranas, particularmente en la capa de mielina que recubre del sistema nervioso y que permite la transmisión de los impulsos nerviosos entre distintas partes del cuerpo gracias a su efecto aislante. Las enfermedades que deterioran la vaina de mielina producen graves trastornos del sistema nervioso, ya que el impulso nervioso no se transmite a la suficiente velocidad o bien se detiene en la mitad. Ejemplos de estas enfermedades son la esclerosis múltiple y la leucodistrofia.

Los ácidos grasos poliinsaturados omega-3 incluyen los ácidos alfalinoleico, eicosapentanoico (EPA), docosapentanoico y docosahexanoico (DHA). El ácido afalinolénico es esencial en la dieta. No puede ser sintetizado por los humanos y su déficit provoca alteraciones clínicas, incluyendo anormalidades neurológicas y déficit de crecimiento. El EPA y DHA se producen en tejidos animales, especialmente en las grasas de los peces, pero no en células de las plantas. El EPA es el precursor de los eicosanoides omega-3, que han demostrado tener efectos beneficiosos en la prevención de enfermedad coronaria, en la aparición de arritmias y en la trombosis.

Los ácidos grasos poliinsaturados omega-6 tienen un papel fundamental en la función normal de las células epiteliales (ayudan a proteger los órganos produciendo moco u otras secreciones). Estos son los ácidos linoleicos, gamma-linolénico, dihomo-gamma-linolénico, ácido araquidónico y ácido adrénico. El ácido linoleico no puede ser sintetizado por los humanos y su déficit provoca alteraciones clínicas diversas, incluyendo eritema escamoso (enrojecimiento e inflamación de la piel) y reducción del crecimiento.

Las grasas de origen vegetal se hallan en estado líquido a temperatura ambiente: aceites, semillas, nueces, almendras, aguacate, etc. Estas tienen un alto porcentaje de grasas mono y poliinsaturadas, las cuales, además de proporcionar la energía necesaria cumplen una importante función de limpieza por arrastre de los depósitos grasos insolubles en el interior del cuerpo, contribuyendo así a un buen estado de conducción de la sangre en las arterias, menor elevación del peso corporal y por lo tanto mayor agilidad física y mental.

## Buenas Fuentes de Grasas

Las grasas se desnaturalizan con el calor, el oxígeno, y la luz. De allí la importancia del proceso de extracción de la grasa de las fuentes alimenticias.

El óptimo rendimiento de los aceites naturales se logra al ingerírseles crudos, en ensaladas, en aderezos, o verter un poco en sopas y salsas una vez que están cocidas para darle un poco más de gusto. El único aceite que se recomienda para sofreír es el aceite de coco, extra virgen, prensado al frío.

Las grasas mono-insaturadas (pescado, nueces, aceite de oliva) y poliinsaturadas (pescados y aceite de girasol) son ejemplos de grasas saludables que son buenas para la salud. El omega-3 por ejemplo, es una grasa que aporta muchos beneficios a su salud. No tenga miedo de consumirlas.

Los aceites mono-insaturados pueden usarse teniendo cuidado de no desnaturalizarlos, pues una vez desnaturalizada, la grasa buena pasa a ser dañina para la salud. Use el aceite de oliva o de coco que diga en la etiqueta extra virgen, y prensado en frío (cold-pressed). El aceite de oliva debe venir en una botella oscura, o envasado en lata para que no le penetre la luz. Igualmente, debe tener un dispensador protuberante que no permita que entre el oxígeno.

Los ácidos grasos poliinsaturados, como los omega 3, están presentes en las algas, y también en pescados azules (como el salmón, la caballa, el arenque o el atún).

Elija las nueces naturales que no hayan sido tostadas y ni saladas. La sal que corrientemente se usa para salar las nueces son procesadas, y algunas les agregan azúcar (dextrosa). Utilice la sal de mar que diga 100% sal marina pura, sin ningún otro ingrediente. La sal del Himalaya es una sal rosada que también es de muy buena calidad.

Compre leche y quesos naturales, que no sean de leche pasteurizada u homogeneizada. Una alternativa buena es la leche de almendra (que incluso se puede preparar en casa). Compre carnes de animales alimentados con pasto orgánico, pollos de corral que no hayan sido enjaulados, que piquen en la tierra, estén libres, y a los que no se les suministre hormonas. No se debe comer la grosura de la carne, ni la piel del pescado. La carne para comer debe ser magra. No use grasas trans, tales como margarina y mantequillas sintéticas, aceites hidrogenados y parcialmente hidrogenados, aceites de semilla de algodón, aceite de soya, y aceites vegetales rancios tales como aceites de maíz, aceite de canola, o los etiquetados aceites vegetales. Todos esos aceites están oxidados y desnaturalizados. No consuma grasas trans (vea el cap. 8).

A continuación, se listan las fuentes de buenas grasas.

Nueces Crudas: almendras, marañón/merey, pacana, piñones, macadamia, nuez, pistacho, avellanas, castañas y nuez de Brasil.

Semillas: semillas de chía, linaza, semillas de cáñamo, semillas de calabaza, semillas de sésamo y girasol.

Carne de animal alimentado de pasto, aceite de coco extra virgen, aceite de hígado de bacalao, aceite de cáñamo (1.3 ratio), aceite de oliva extra virgen, aceite de linaza, aceite de semilla de uva, mantequilla de almendras, aguacate, mantequilla, aceitunas, aceite de semilla de uva, mayonesa vegenaise, queso crudo, leche, aceite y mantequilla de coco, yogur natural de grasa completo, huevos, galletas orgánicas de Lydia, sardinas enlatadas en aceite o agua y mantequilla de marañón/merey.

No use grasas trans, tales como margarina y mantequillas sintéticas, aceites hidrogenados y parcialmente hidrogenados, aceites de semilla de algodón, aceite de soja y aceites vegetales rancios, tales como aceites de maíz, aceite de canola o los etiquetados aceites vegetales. Todos estos aceites están oxidados y desnaturalizados.

## Las Proteínas

Las proteínas o aminoácidos son compuestos orgánicos muy importantes que se encuentra en cada célula del cuerpo humano. A excepción del agua, la proteína es la sustancia más abundante en el cuerpo que se utiliza en muchos procesos vitales; por lo tanto, necesitan ser reemplazadas constantemente. Están formadas por 20 aminoácidos diferentes cuyas funciones básicas son, ayudar al metabolismo, la creación y el mantenimiento de las células. Las siguientes son sus funciones más importantes:

**Estructura, reparación y mantenimiento:** La proteína es la base o la fundación de la construcción del cuerpo, vital en su mantenimiento, desarrollo y reparación. El cabello, la piel, los ojos, los músculos y los órganos están hechos de proteínas. Esta forma parte de innumerables estructuras: la queratina en el pelo y uñas, el colágeno en huesos, tendones, cartílago y la elastina en los ligamentos. Por esta razón durante su crecimiento y desarrollo los niños necesitan más proteína por libra de peso corporal que los adultos. El cuerpo necesita los aminoácidos que se encuentran en las proteínas para formar células nerviosas y llevar a cabo el metabolismo celular. Los aminoácidos esenciales son clave para el metabolismo cerebral, ya que a partir de ellos se forman los neurotransmisores, que son los 'mensajeros' que transfieren información de una célula nerviosa a otra. Para transformar los aminoácidos en neurotransmisores, el cuerpo necesita ácidos grasos insaturados, vitaminas, minerales, oxígeno e hidratos de carbono (glucosa).

**Energía:** La proteína es una fuente importante de energía. Si se consume más proteína de la necesaria para el mantenimiento de los tejidos del cuerpo y otras funciones, el cuerpo la usa para producir energía. Si esta energía sobra, la proteína se almacena en las células grasas.

**Hormonas:** La proteína participa en la creación de algunas hormonas, sustancias que ayudan a controlar las funciones corporales que involucran la interacción de varios órganos. Por ejemplo, la insulina es la hormona que regula el azúcar en la sangre y es una pequeña proteína. La secretina, es también una hormona de proteína que ayuda en el proceso digestivo estimulando el páncreas y el intestino para crear los jugos gástricos que se necesitan.

**Enzimas:** Las enzimas son proteínas que aumentan la velocidad de las reacciones químicas en el cuerpo que sin las enzimas no se realizarían de manera eficiente. Algunas funcionan como una ayuda en la digestión de proteínas grandes, hidratos de carbono y las moléculas de grasa en moléculas más pequeñas, mientras que otras asisten la creación del ADN.

**Transporte y almacenamiento de moléculas:** La proteína es un elemento importante en el transporte de ciertas moléculas. Por ejemplo, la hemoglobina es una proteína que transporta el oxígeno en la sangre por todo el cuerpo. También, como en el caso de la ferritina que se combina con el hierro para su almacenamiento en el hígado, sirven para almacenar ciertas moléculas.

**Anticuerpos:** La proteína forma anticuerpos que ayudan a prevenir infecciones y enfermedades. Estos anticuerpos identifican y ayudan a destruir antígenos como bacterias y virus. A menudo trabajan en conjunto con las células del sistema inmunológico.

Las proteínas de origen animal son moléculas mucho más grandes y complejas, por lo que contienen mayor cantidad y diversidad de aminoácidos. Aunque su valor biológico es mayor que el de las de origen vegetal, cuando consumimos proteínas animales de carnes, aves o pescados ingerimos también todos los desechos del metabolismo celular presentes en esos tejidos que el animal no pudo eliminar antes de ser sacrificado (amoniaco, ácido úrico, etc.). Es recomendable limitar el consumo de proteínas y grasas de origen animal porque esos compuestos son tóxicos para nuestro organismo, y este tipo de proteína suele ir acompañada de grasas de origen animal que también contienen residuos tóxicos para la salud. Se recomiendan porciones pequeñas de carne animal combinadas con abundante proteína vegetal, ya que en el metabolismo de los vegetales no están presentes estos derivados nitrogenados. Las proteínas animales son más difíciles de digerir y requieren mucha más energía para procesarlas, pues contienen un mayor número de enlaces entre aminoácidos que deben romper durante el proceso de la digestión. Siempre serán preferibles los huevos y los lácteos a las carnes, pescados y aves. También son preferibles los pescados a las aves, y las aves a las carnes rojas.

Contrariamente a la opinión popular, las proteínas para los vegetarianos y veganos no son realmente un problema ya que ellos pueden tener una dieta saludable y variada basada en vegetales. Todos los alimentos vegetales contienen aminoácidos que nuestro cuerpo usa para crear las proteínas, de modo que, ingiriendo suficientes calorías y una gran variedad de alimentos vegetales, se puede consumir una cantidad adecuada de proteínas. Una vez más, la variedad y el balance son la clave adecuada para la buena nutrición.

Ahora sabemos que el colesterol de una dieta normal no sube el colesterol sérico, excepto por abusos en la dieta. Extensos estudios epidemiológicos han examinado la relación entre el consumo de huevos y el colesterol sérico. El Estudio Framingham del Corazón (Framingham Heart Study) examinó el colesterol sérico en el alto y bajo consumo de huevos y no encontró diferencias significativas en hombres ni en mujeres; así que coma el huevo con la yema.

Las proteínas o aminoácidos se pueden clasificar en esenciales y no esenciales. Los aminoácidos esenciales son aquellos que el organismo humano no puede sintetizar en cantidad suficiente y por lo tanto deben ser suministrados a través de la ingesta directa de alimentos. Una dieta variada y balanceada de carnes, huevos, y vegetales incluye todos los aminoácidos esenciales para la salud. No es común encontrar una deficiencia proteínica en la dieta moderna, solo en condiciones especiales de salud.

Los aminoácidos esenciales son: la fenilalanina, valina, treonina, triptófano, metionina, leucina, isoleucina, lisina, e histidina. Existen otros aminoácidos que se consideran condicionalmente esenciales en la dieta humana, es decir, su síntesis puede limitarse en condiciones fisiopatológicas especiales, como en bebés prematuros o personas en peligro de catabolismo severo. Estos son la arginina, cisteína, glicina, glutamina, y tirosina.

Los aminoácidos no esenciales son aquellos que el cuerpo puede sintetizar, y que no necesitan consumirse directamente en una dieta. Estos aminoácidos que son prescindibles en los seres humanos son la alanina, ácido aspártico, asparagina, ácido glutámico y la serina.

**Buenas fuentes de proteínas**

Para obtener todos los aminoácidos esenciales requeridos en la dieta hay que variar las fuentes de proteína. Estas son las más importantes fuentes buenas de proteínas:

**Los frutos secos:** Elija el fruto seco natural, crudo, evite los frutos secos empaquetados, procesados y tostados. Las nueces tostadas generalmente han sido calentadas en aceites vegetales hidrogenadas a altas temperaturas lo que desnaturaliza gran parte de sus nutrientes. Todos los frutos secos (nueces) son casi iguales en términos de calorías por onza, y son fuentes excelentes de ácidos grasos omega-3, proteínas y fibras, que no hacen sentir llenos y suprimir el apetito. Recuerde que estos son fuentes de grasas y proteínas, y su contenido calórico es superior al contenido proteínico en gramos. Como con los demás alimentos, los frutos secos deben comerse con moderación. Las alergias, el aumento de peso, problemas gastrointestinales, dolores de cabeza, diarrea y flatulencia son posibles efectos secundarios de consumirlos en exceso.

- Las nueces contienen 7 gramos (14 mitades) de proteína y 18 gramos de grasa por onza, por lo que son unas de las mejores fuentes de proteínas y ácidos grasos esenciales, omega 3.

- Las almendras contienen 6 gramos de proteína y 14 gramos de grasa por onza (23 almendras). Son relativamente bajas en calorías, tienen más calcio que cualquier otro fruto seco, y además, son ricos en fibra y vitamina E.

- Las avellanas contienen 4 gramos de proteína, 17 gramos de grasa, y proporcionan 178 calorías por onza (21 nueces). Al igual que las almendras, las avellanas son ricas en la vitamina E que es antioxidante. También contienen beta-sitosterol, tiamina, magnesio, vitamina B-6, cobre y hierro.

- Los anacardos (marañón, merey, nuez de India) tienen 5 gramos de proteínas y 13 gramos de grasa por onza (16-18 anacardos).

- Los pistachos tienen 6 gramos de proteína y 13 gramos de grasa (49 pistachos).

- Las nueces de macadamia y pecanas tienen la mayor cantidad de calorías (204) y la menor cantidad de proteínas. Una onza de macadamia (de 10 a12 nueces) tiene 2 gramos de proteínas y 20 gramos de grasa. Una onza de pecanas (de 18 and 20 mitades) tiene 3 gramos de proteínas y 20 gramos de grasa. Son mejores fuentes de grasas (de buena fuente: mono insaturadas) que de proteínas. Las pecanas son buenas para la salud de la próstata porque están cargadas de beta-sitosterol, un esteroide vegetal que ayuda a aliviar los síntomas de la hiperplasia prostática benigna (HPB) o agrandamiento de la próstata.

- Una onza de nueces de Brasil (6 nueces) contiene alrededor de 190 calorías, 19 gramos de grasa y 4 gramos de proteínas. Están repletas de selenio, un mineral que protege contra el cáncer de próstata y otras enfermedades, una sola nuez contiene la cantidad de selenio requerida por el cuerpo.

- Las semillas son también fuentes secundarias de proteínas. La linaza contiene un 12% de proteína, la semilla de calabaza un 16%, la semilla de sésamo un 11%, la semilla de girasol un 11.5% de proteína y la semilla de cáñamo 33% de proteína.

**El queso** es una buena fuente de proteínas. El mejor queso es el hecho de leche que no ha sido pasteurizada y homogenizada. No es común conseguirlo en supermercados, puede conseguirse en granjas locales. Los quesos contienen entre 20 a 73% de proteínas. A continuación, se listan los 10 quesos que proporcionan más proteína por porción (aprox.1 taza de queso).

| Nombre | Calorías % | Proteínas % | Carbohidratos % | Grasa % |
|---|---|---|---|---|
| Requesón - 1% grasa de leche | 163 | 73 | 15 | 12 |
| Queso Parmesano | 456 | 42 | 4 | 28 |
| Queso Ricota | 339 | 35 | 15 | 50 |
| Queso Romano | 387 | 32 | 4 | 26 |
| Queso Mozzarella (sin grasa) | 149 | 32 | 4 | 0 |
| Queso de Cabra (tipo duro) | 452 | 31 | 2 | 34 |
| Queso Gruyere | 413 | 30 | 0 | 31 |
| Queso Suizo | 376 | 28 | 3 | 26 |
| Queso Monterrey | 313 | 28 | 1 | 21 |
| Queso Mozzarella | 280 | 28 | 3 | 16 |

**Los huevos** deben proceder de pollos de corral alimentados naturalmente, libres de hormonas y criados libremente en granjas. El pollo y el pavo son buenas fuentes de proteína (el pollo a la parrilla tiene 21% de proteína); busque que procedan de granjas donde han sido criados y alimentados libremente y no con maíz o sus derivados, pues éste ha sido genéticamente modificado y se ha convertido en una comida inflamatoria.

**La mantequilla** es una buena fuente de grasa. Cómprela hecha naturalmente, de leche que no ha sido pasteurizada, ni homogenizada. Si no la consigue en el supermercado, cómprela en granjas locales.

**La soya** ha sido genéticamente modificada y se ha convertido en una comida inflamatoria. Consuma productos hechos de soya fermentada en cantidades pequeñas. Evite la comida procesada con productos de soya, tofu, leche de soya y proteína de soya.

**El pescado** es una de las mejores fuentes de proteínas, pero por la contaminación de mercurio procedente de desechos de fábricas que los ríos depositan en los mares de la costa atlántica, hay que tener cautela al comprar el pescado. Es recomendable comprar pescado de la costa pacífica y que sean salvajes, es decir, que no hayan sido criados en estanques, con hormonas y comidas hechas por el hombre. A continuación, se listan algunos de los pescados más conocidos en el mercado según su contenido de mercurio. Para más información de otros pescados y de la frecuencia con que se deben comer los pescados mensualmente, refiérase a la sección Seafood Selector en la página web de Environmental Defense Fund: http://seafood.edf.org

**Pescados con Bajo Contenido de Mercurio**

- Sardinas, Tilapia, Salmón (etiquetado "Salmón de Alaska" es generalmente criado en estanques), Lenguado, Arenque, Caballa procedente de USA y Canadá

**Pescados con Moderado Contenido de Mercurio**

- Bacalao (Abadejo o eglefino), Blue fish, Róbalo, Róbalo de mar, Dorado o Mahi-Mahi, Halibut (procedente de la costa pacífica), Atún Albacore de USA y Canadá, y Atún aleta amarilla.

**Pescados con Alto Contenido de Mercurio**

- Atún (todos los tipos), Reloj anaranjado, Atún Albacore blanco, y Atún Albacore importado

**Pescados que NO se deben comer por no tener escamas, y tener alto contenido de Mercurio**

- Pez Aguja (Marlin), Pez Espada, Tiburón y Cazón

**Carne de ganado**

La carne de ganado vacuno, ovino y caprino es una buena fuente de proteínas. La carne magra de ganado vacuno tiene 21% de proteínas, el ganado ovino tiene 18%, y la carne magra de ganado caprino 19% de proteínas. La carne debe provenir de ganado alimentado estrictamente con pasto y vegetación orgánica, que pasten libremente y en su ambiente natural sobre la tierra y que no sean alimentados con hormonas. Cuando compre carne en los supermercados busque la etiqueta que dice "alimentado de pasto orgánico".

## Las legumbres

Las legumbres son los alimentos de origen vegetal más altos en proteínas. Tienen un promedio de 20% de proteínas. Se destacan por su alto contenido en hidratos de carbono y fibra, por su bajo contenido en grasa y por ser ricos en vitaminas y minerales. Las lentejas y los frijoles rojos tienen el contenido de proteína más alto, comparado con otras legumbres. Con las legumbres, como con todos los alimentos, la premisa fundamental es la moderación y una dieta variada que nos aporte todos los nutrientes. Veamos el aporte proteínico de las más comunes:

- Las lentejas cocinadas aportan 27% de proteínas.

- Los frijoles rojos cocinados aportan 26% de proteínas.

- Los frijoles blancos cocinados aportan 24% de proteínas.

- Los frijoles pintos cocinados aportan 22% de proteínas.

- Los guisantes (peas) cocinados aportan 22% de proteínas.

- Los frijoles negros cocinados aportan 20% de proteínas.

- Los garbanzos cocinados aportan 19% de proteínas.

# Las Vitaminas

Las vitaminas participan activamente en los procesos químicos del organismo y promueven la formación de células. Todas las vitaminas y minerales son importantes para el funcionamiento cerebral, colaborando con la producción y mantenimiento de los neurotransmisores en el cerebro, así como en el aprovechamiento energético. Además, protegen los nervios y vasos sanguíneos del deterioro oxidativo originado por los radicales libres. Como el cuerpo no es capaz de sintetizar ni almacenar las vitaminas por sí mismo, debemos consumirlas regularmente por medio de una alimentación balanceada, que incluya productos de todos los grupos de alimentos.

Los trastornos orgánicos relacionados con el consumo deficiente o excesivo de vitaminas se conocen como vitaminosis. Hay tres tipos de vitaminosis: la avitaminosis o carencia total de una o varias vitaminas; la hipovitaminosis que es la carencia parcial de vitaminas; y la hipervitaminosis o exceso de una o varias vitaminas. Las más comunes son la hipovitaminosis y la hipervitaminosis. La hipervitaminosis ocurre por el consumo desmedido de complementos alimenticios o multivitamínicos, con el fin de subir de peso o aumentar masa muscular. Es poco frecuente con las vitaminas hidrosolubles, pues su exceso es eliminado naturalmente a través de la orina.

La hipovitaminosis o deficiencia de vitaminas se puede deber a una dieta mal balanceada, régimen alimenticio inadecuado para bajar de peso, problemas de anorexia y bulimia, enfermedades del hígado o mala absorción de nutrientes en el intestino, a causa de problemas congénitos, parásitos o alcoholismo, entre otros factores. La hipovitaminosis no se presenta como carencia única de una sola vitamina, sino de varias: si falta alguna de las vitaminas hidrosolubles (C y del complejo B), escasean otras de su tipo; de igual manera, la insuficiencia de alguna vitamina liposoluble (A, D, E, K) va acompañada de la carencia de sus similares. Es más común encontrar bajos índices de vitaminas hidrosolubles, contenidas en vegetales (cereales, verduras y fruta), porque el consumo de comidas rápidas, común en la dieta actual, hace de lado este tipo de alimentos.

Las vitaminas se dividen según su capacidad de disolverse en agua (hidrosolubles) o en grasas (liposolubles). En el primer grupo encontramos la vitamina C y las del complejo B, y en el segundo, las vitaminas A, E, D y K. Para más información, vea los efectos del exceso y la carencia de vitaminas en el Apéndice.

## Los Minerales

Aunque sólo 14 de los 92 minerales conocidos son esenciales para la función del cuerpo, los minerales esenciales juegan varios papeles claves esenciales en la salud general y el bienestar total del cuerpo humano.

Los minerales se clasifican en dos grupos: macro minerales y minerales traza.

Los minerales principales o macro minerales, son importantes porque los seres humanos necesitan consumirlos en cantidades superiores a 100 miligramos por día (y las necesidades diarias de algunos minerales importantes exceden 1,000 miligramos al día), y hay por lo menos 5 gramos del mineral en el cuerpo. El calcio, por ejemplo, se considera un mineral importante porque los adultos necesitan comer por lo menos 1,000 miligramos por día, y el cuerpo contiene aproximadamente 1,000 gramos. Otros minerales importantes incluyen sodio, potasio, cloruro, fósforo, magnesio y azufre.

El segundo grupo, los minerales traza, también se conocen como micro minerales u oligoelementos, porque son necesarios en cantidades de menos de 20 miligramos por día, y el cuerpo contiene menos de 5 gramos totales. El hierro es un ejemplo de mineral traza. El hombre adulto promedio necesita alrededor de 8 miligramos por día y cuenta con un total de alrededor de 3 a 4 gramos en su cuerpo. Otros minerales traza incluyen zinc, cobre, selenio, cromo, yoduro, manganeso, molibdeno, y fluoruro.

Los minerales tienen numerosas funciones. Además de su papel en el equilibrio de líquidos y electrolitos, ellos frecuentemente trabajan juntos para realizar otras funciones importantes en el cuerpo, tales como la formación de la sangre (hierro y cobre), la formación de huesos sanos (calcio, fósforo, magnesio y flúor), la producción de hormonas, la regulación de los latidos cardíacos y el mantenimiento saludable del sistema inmune (zinc). Los minerales también pueden ser parte de las enzimas; participan en la producción de energía, y desempeñan un papel vital en el crecimiento estructural.

El cuerpo mantiene un estricto control sobre el equilibrio mineral. El tracto gastrointestinal y los riñones, ayudan a regular de cerca el equilibrio del agua y los electrolitos. Para mantener la homeostasis, los minerales que se encuentran en los jugos gástricos y en las células intestinales son excretados a través de las heces o reabsorbidos a través del intestino grueso.

Los riñones responden a los cambios en los niveles de minerales excretando el exceso de minerales o reabsorbiendo los minerales cuando las necesidades son mayores. Por ejemplo, cuando los niveles de sodio en la sangre son bajos, los riñones reabsorben el sodio y excreta el potasio para equilibrar los iones positivos en el cuerpo. Estos controles garantizan que una cantidad suficiente de cada mineral esté disponible para realizar la contracción muscular normal, transmitir los impulsos nerviosos, mantener la función del corazón y la sangre saludable. Los minerales ayudan a mantener el equilibrio de fluidos, y aquellos con carga eléctrica son esenciales para equilibrar los fluidos fuera de la célula (extracelular) con los fluidos dentro de la célula (intracelular); es decir, mantienen el equilibrio de líquidos en el cuerpo.

El sodio y el cloro ubicado principalmente fuera de las células, y el potasio (con la ayuda del calcio, magnesio y azufre), principalmente dentro de las células, juegan un papel clave en el mantenimiento del balance de los fluidos. Sin estos minerales, las células podrían hincharse y romperse por absorber demasiado líquido, o reducirse por deshidratación.

Los minerales son similares a muchas vitaminas, ya que pueden actuar como cofactores en importantes procesos enzimáticos. Los cofactores minerales pueden estar unidos débilmente o fuertemente a una enzima, y una vez que se completa la reacción química, se libera el mineral. Por ejemplo, el mineral selenio actúa como un cofactor para el complejo sistema antioxidante de la enzima glutatión peroxidasa. Este sistema reduce la formación de radicales libres y repara el daño ya realizado por los radicales libres. Sin el selenio, glutatión peroxidasa sería incapaz de convertir los radicales libres en sustancias menos nocivas, y el resultado sería daño oxidativo tisular que podría resultar en enfermedades cardiovasculares y cáncer. Otros procesos metabólicos tales como la producción de energía, la contracción muscular y la transmisión nerviosa, también requieren minerales como cofactores. Los minerales componen huesos y dientes. El calcio, fósforo y magnesio, junto con el fluoruro, conforman la estructura cristalina que da fuerza a los huesos y los dientes.

Es muy importante tener una aportación diaria de oligoelementos dentro de nuestra alimentación, ya que nuestras células son permanentemente atacadas por el estrés, el cansancio, los disgustos y las enfermedades. Por consiguiente, el consumo de estos elementos químicos activa los sistemas que luchan contra la formación de radicales libres (procesos enzimáticos que controlan la disponibilidad del cobre, del manganeso, del zinc o del selenio, y los procesos antioxidantes no enzimáticos que involucran las vitaminas C y E). Estos sistemas participan en varias funciones corporales y cada elemento tiene un rango óptimo de concentraciones, dentro de los cuales el organismo funciona adecuadamente por la eficiente estimulación del sistema inmunitario, que crea resistentes defensas contra estos radicales que envejecen o perjudican nuestras células. Por otra parte, este sistema inmunitario podría dejar de funcionar eficientemente, tanto por presentar deficiencia como por presentar exceso en uno de estos oligoelementos.

Los minerales no se destruyen con el calor, el oxígeno, los ácidos o la agitación. Los minerales no contienen carbono, por lo tanto, se clasifican como inorgánicos. Los minerales se mantienen intactos durante la digestión y por lo general no cambian su forma o estructura al realizar sus funciones biológicas. De esta forma, el potasio en la banana tiene la misma carga de iones que el potasio dentro de las células musculares. Los minerales también son diferentes de las vitaminas. Los minerales son muy estables en los alimentos, es decir, que tienden a ser insolubles en el agua; este proceso es conocido como lixiviación y hablaremos de él más adelante. La única excepción a esto es el mineral potasio que, similar a las vitaminas solubles lixivia en agua. Los minerales no se destruyen por el calor, ácido, oxígeno o la luz ultravioleta. Las vitaminas son mucho menos estables al cocinarlas y las vitaminas solubles en agua pueden filtrarse fácilmente en agua de cocción (vea lixiviación). Las deficiencias de minerales, con excepción del hierro y el yodo, son poco frecuentes. El exceso de algunos minerales puede causar intoxicación.

Comer una comida que contiene alto contenido de un mineral en particular no significa que el cuerpo absorberá todo ese mineral durante la digestión. De hecho, la cantidad de mineral que en última instancia está disponible para ser usado por el cuerpo depende de la cantidad que el cuerpo pueda absorber y retener, un procedimiento que se conoce como biodisponibilidad.

### La lixiviación

La lixiviación es un proceso por el cual se extrae uno o varios nutrientes de un alimento sólido, es decir que los nutrientes pasan de la comida al agua, lo que produce una separación de la comida y los nutrientes de la misma. Por eso, debemos tener cuidado al cocinar la comida. Cuando se hace una sopa, se hierve la carne o los vegetales, los nutrientes pasan de la comida al agua y al botar el agua se pierden todos los nutrientes. Por ejemplo, el azúcar se separa por lixiviación de la remolacha con agua caliente.

## La biodisponibilidad

La biodisponibilidad de los nutrientes se refiere a la proporción de un nutriente que se absorbe de la dieta y se utiliza para las funciones normales del cuerpo. La biodisponibilidad de un nutriente se rige por factores externos e internos. Los factores externos incluyen la matriz alimentaria (contenido de nutrientes y no nutrientes) y la forma química del nutriente en cuestión, mientras que el sexo, la edad, el estado de los nutrientes y la etapa de la vida (por ejemplo, embarazo) se encuentran entre los factores internos. La biodisponibilidad de macronutrientes —hidratos de carbono, proteínas o grasas— es generalmente muy alta, cerca del 90 % de la cantidad ingerida. Por otro lado, la biodisponibilidad de los micronutrientes; es decir, vitaminas, minerales y fotoquímicos que tienen una actividad biológica dentro del organismo (por ejemplo, flavonoides y carotenoides) pueden variar ampliamente en la medida en que son absorbidos y utilizados.

La biodisponibilidad se ve afectada por varios factores. Por ejemplo, el estado nutricional o la cantidad del mineral almacenado en el cuerpo influirán en la cantidad que se absorbe. Si una persona es deficiente en un mineral, como el calcio, absorberá un mayor porcentaje de ese mineral de los alimentos. Del mismo modo, si tiene la cantidad adecuada de un mineral, absorberá menos. Debido a que algunos minerales pueden ser tóxicos en cantidades elevadas, esta capacidad de ajustar la cantidad absorbida ayuda a evitar la acumulación de cantidades excesivas. Los minerales, también a menudo compiten entre sí para la absorción en el tracto intestinal. Algunos minerales, como calcio, magnesio, hierro, cobre y zinc, son absorbidos en su estado iónico. Estos minerales tienen la misma carga iónica, por lo que compiten por los mismos portadores de proteína durante la absorción. Por lo tanto, demasiada cantidad de un mineral tal como calcio, puede causar una disminución en la absorción y el metabolismo de otro mineral tal como el magnesio, lo que conduce a un desbalance. La biodisponibilidad de cada mineral depende de la cantidad de ambos minerales en el tracto intestinal en el momento de la absorción. Esta es una razón por la cual, la mayoría de personas debe evitar tomar suplementos de un solo mineral.

Para más información, vea las funciones, deficiencias, fuentes y niveles de toxicidad de los minerales en el Apéndice.

**Intoxicación Por Metales Pesados**

Los metales pesados, tales como el mercurio, el plomo o el arsénico, pueden tener desastrosos efectos para la salud. Estas toxinas en el cuerpo pueden causar muchas enfermedades tales como dolores de cabeza, fatiga crónica, migrañas, el síndrome del intestino irritable y alergias, así como enfermedades graves como el autismo, Alzheimer, Parkinson y cáncer. Estas toxinas están en todas partes; en los alimentos que comemos, el aire que respiramos, en nuestros hogares y nuestras oficinas, en las amalgamas de los dientes y en las vacunas.

La toxicidad de metales pesado no se excreta, orina o suda, y solamente puede ser extraída del cuerpo por medio de terapias de quelación.

# La proporción de los nutrientes

La proporción aceptable de distribución de macronutrientes es el rango predefinido de los macronutrientes que deben ingerir personas saludables para proporcionarle al cuerpo la energía necesaria y los medios de soporte para los procesos metabólicos de reparación, crecimiento y mantenimiento. Los macronutrientes son una fuente importante de energía en el cuerpo y juega un papel muy importante para minimizar los riesgos inherentes a ciertas enfermedades crónicas y trastornos.

Los principales macronutrientes son los carbohidratos, las proteínas y las grasas.

Los rangos que se listan a continuación son para personas saludables. Los adultos que sufren enfermedades deben consultar a su médico y al dietista, para el diseño de un estilo de vida alimenticio basado en la condición del paciente. Esos estilos de vida deben ser monitoreados y cambiados según el progreso del paciente.

### Hidratos de Carbono

El rango de los hidratos de carbono es de 45-65% de las calorías diarias a consumir según las características personales (sexo, edad, y actividad física)

### Proteínas

El rango de las proteínas se encuentra entre 10-35% de las calorías diarias a consumir según las características personales (sexo, edad y actividad física).

Partiendo de los resultados clínicos y médicos, se estima que se necesitan tan solo de 0,6 a 0,8 gr. de proteína diaria por kilo de peso. De esta forma si multiplica su peso en kilos por 0.6 podrá determinar el nivel mínimo, y si multiplica su peso en kilos por 0.8 conocerá su nivel máximo. Si está buscando adelgazar debe comer o beber por lo menos 20 gramos de proteína en cada comida para evitar el catabolismo de los músculos.

En caso de tratarse de una persona que consume principalmente alimentos con proteínas de origen vegetal, la cantidad diaria recomendada de proteínas debería ser proporcional a su peso, de forma que, si pesa 70 kilos, debería consumir 70 gramos diarios de proteínas

La Organización Mundial de la Salud (OMS) recomienda 0,8 gramos por kilogramo de peso al día para una persona adulta sana. En el ámbito deportivo, los requerimientos de proteína que se establecen para deportes aeróbicos de resistencia y de equipo oscilan entre 1,2 y 1,5 gramos por kilo, por día; y en deportes de fuerza y velocidad o fuerza y resistencia, entre 1,5 y 1,7 gramos por kilo por día.

Para los deportistas que participan en programas físicos con gastos energéticos extremos, como una vuelta ciclística de varios días, durante la preparación de una maratón, un triatlón o prácticas más exigentes como el "ironman", los requerimientos diarios proteicos se pueden situar en torno a los 2-2,5 gramos por kilo de peso, por día.

## Lípidos o grasas

El rango de las grasas es de 25-30% de las calorías diarias a consumir según las características personales (sexo, edad y actividad física). Aquí no importa el tipo de grasa (saturada, monoinsaturada o poliinsaturadas), lo importante es la fuente o procedencia de la grasa, y como la grasa ha sido extraída de su fuente. La mejor grasa es la vegetal, y la que ha sido extraída naturalmente de su fuente, sin calor y sin químicos.

Contrario al concepto general, sólo el consumo de vitaminas y minerales no es suficiente para controlar la función de un cuerpo sano. A pesar de que a la gente de hoy se le pide que se mantenga alejada de los carbohidratos y las grasas a fin de controlar su peso, el consumo de estos dentro de la dieta, resultan esenciales para que el cuerpo se mantenga saludable.

## Principios de Planificación Nutricional.

Este es uno de los puntos más importantes para la nutrición, y comienza con la planificación de la misma. Se recomienda fuertemente tener una lista de los alimentos investigados que contienen buenas fuentes de carbohidratos, grasas, y proteínas. La buena nutrición depende de la aplicación de los principios que siguen a la selección, compra y preparación de los alimentos. Cuando se planifican las comidas semanales para la familia, se deben usar estos principios para asegurarse de que se está nutriendo la familia adecuadamente. Al principio causa un poco de trabajo, pero luego se vuelve un gozo. La planificación, preparación y el consumo de alimentos debe estar basado en los principios de la adecuación, el balance, la densidad de nutrientes, la moderación y la variedad que se indican a continuación.

### La adecuación

Este principio trata de proveerle al cuerpo la suficiente energía y todos los nutrientes que el cuerpo necesita para mantenerse sano y libre de enfermedades. Cuando se compra y prepara la comida se deben tomar en consideración todos los nutrientes: vitaminas, minerales, fibra, proteínas, carbohidratos y grasas. Igualmente, se debe hidratar al cuerpo durante todo el día.

171

## El balance

Como dijimos anteriormente, del 45 al 65 por ciento de las calorías diarias debe provenir de hidratos de carbono; del 25 al 30 por ciento de las grasas y del 10 al 35 por ciento de las proteínas. Por ejemplo, la carne roja, el pollo y el pescado son ricos en hierro, pero deficientes en calcio. Mientras que la leche y los productos lácteos son ricos en calcio, pero deficientes en hierro.

## Densidad de nutrientes y control de calorías

La densidad de nutrientes es el principio más importante y clave para controlar la ingesta de energía. En términos generales la comida proporciona calorías y nutrientes. Basado en estos dos parámetros, la comida se puede agrupar en tres grupos, de acuerdo a su importancia:

- Altas en nutrientes y bajas en calorías

- Altas en nutrientes y altas en calorías

- Altas en calorías y bajas en nutrientes.

Como uno de los principales problemas en la actualidad es el contenido calórico de la comida, entender este principio es clave para mantener un peso saludable. Lo primero que hay que entender es que, al suministrarle al cuerpo todos los nutrientes que necesita, el cuerpo se sacia y cede el hambre.

Por esto, el primer grupo, compuesto por los alimentos altos en nutrientes y bajos en calorías, son el tipo de alimento que debemos consumir en nuestra dieta diaria.

El segundo grupo, el de los alimentos altos en nutrientes y altos en calorías, también es muy importante. De este grupo debemos escoger alimentos de forma moderada, dependiendo de la actividad que tengamos. Un atleta pueda que use más alimentos de este grupo, sabiendo que necesita nutrientes y bastante energía para sus entrenamientos. Algunos alimentos que pertenecen a este grupo son: el aguacate, las frutas secas, el chocolate negro y las semillas, los cuales son importantísimos en nuestra dieta. Este grupo de alimentos se debe balancear con los alimentos del primer grupo.

El tercer grupo, de alimentos altos en calorías y bajas en nutrientes, no deben ser consumidos como parte de la dieta diaria. Precisamente estos alimentos son los provenientes de comidas rápidas y comidas procesadas.

Para saber qué alimentos corresponde a cada uno de estos grupos, simplemente haga una búsqueda en Google para que liste los alimentos de cada grupo.

El gráfico que sigue a continuación (figura 4) ilustra cómo a medida que aumenta la densidad de nutrientes en la comida, el deterioro es más rápido.

**Mientras más rápido se echa a perder la comida, más densa es en nutrientes**

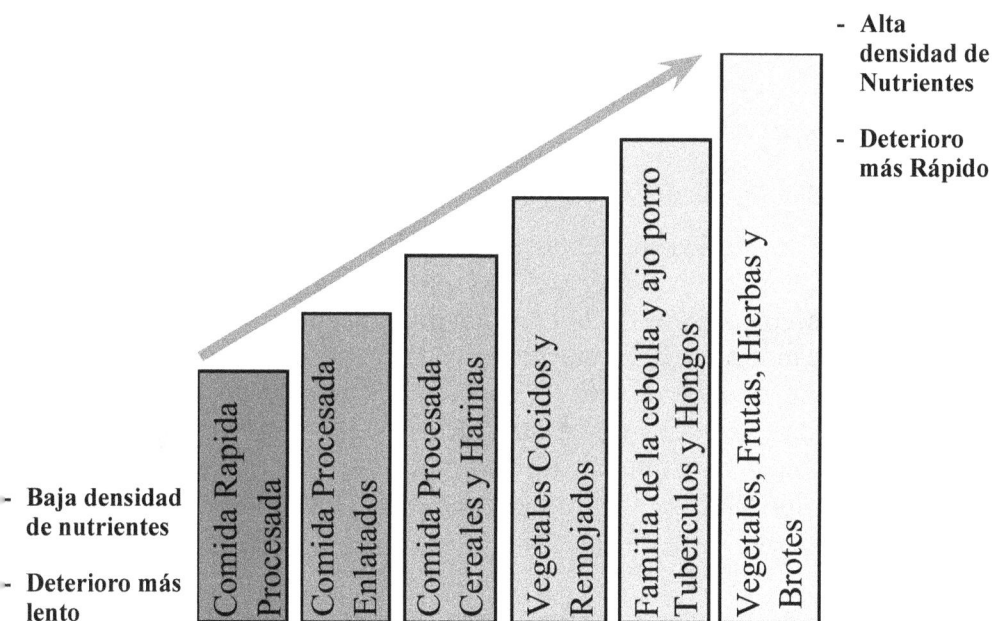

**Figura 4**

El siguiente grafico (figura 5) ilustra qué alimentos tienen la mayor densidad de nutrientes y provee una guía de la frecuencia y cantidades que se deben usar.

## Densidad de Nutrientes en La Comida
### Frecuencia de Uso

| | | |
|---|---|---|
| Densidad de Nutrientes ↑ | Cantidad Ilimitada | Vegetales crudos<br>Vegetales rojo, verde, anaranjado y amarillo intenso<br>Vegetales sin almidón cocidos<br>Frijoles y verduras<br>Fruta fresca |
| | Cantidades limitadas Diarias | Verdura de almidones cocidas<br>Granos enteros<br>Nueces , semillas y aguacate |
| | Cantidades limitadas semanales | Pescado (debido al contenido de mercurio)<br>Carnes salvajes y aves de corral<br>Huevos |
| | De vez en cuando | Carnes rojas |

**Figura 5**

## Moderación

En la densidad de los nutrientes mencionamos que, el tercer grupo: alimentos altos en calorías y bajas en nutrientes, no deben ser consumidos como parte de la dieta diaria, y aquí es donde entra el concepto de moderación. Es inevitable asistir a una fiesta, a una reunión o algún evento social en el trabajo, la iglesia o la familia que no ofrezcan comidas altas en calorías y bajas en nutrientes; por supuesto, estas son las comidas que saben mejor. En estos casos es que hay que ejercer prudencia y moderación y no abusar de este tipo de comidas, ya que nos van a tentar, pero la Biblia dice:

*Bienaventurado el varón que soporta la tentación; porque cuando haya resistido la prueba, recibirá la corona de vida, que Dios ha prometido a los que le aman. —Santiago 1:12*

Cuando resistes la tentación, el Señor te premia con la corona de salud y bienestar. Simplemente, resiste a la tentación, que el espíritu comande la carne. Este tipo de comida se puede comer moderadamente, de vez en cuando.

**Variedad**

Este principio es muy importante. Así como una rutina de ejercicios todos los días igual, no le hace mayor beneficio al cuerpo, lo mismo ocurre con la comida. El cuerpo toma mejor ventaja de la comida cuando la misma es variada. Los diferentes grupos de comidas tiene diferentes nutrientes y estos nutrientes, entre ellos mismos interactúan para optimizar los nutrientes. Otra razón es que todas las comidas tienen toxicidad, y al variar las comidas se minimizan las cantidades de tóxicos ingeridas por las mismas. La tercera razón es el disfrute de la comida que viene al variar la misma. Muchas personas no comen bien, sobre todos los viejos, porque se aburren de comer lo mismo. En la variedad está el gozo, así que cambie la variedad de las comidas todas las semanas.

# El Agua, el pH y los Minerales

El agua es un nutriente esencial; nuestro cuerpo la necesita cada día y es más importante para nuestra vida que cualquier otro nutriente. Mientras que una deficiencia de otros nutrientes, como los minerales, puede llevar semanas, meses o incluso años en desarrollarse, sin agua solo es posible sobrevivir unos pocos días. Los otros nutrientes ayudan al cuerpo a mantener un equilibrio y distribución de agua adecuado. Los diferentes tejidos del cuerpo contienen diferentes cantidades de agua. La grasa corporal, por ejemplo, contiene aproximadamente 10 por ciento de agua, mientras que los músculos contienen más o menos un 75 por ciento. Los hombres tienen un porcentaje total de agua corporal del 50-65 por ciento, y las mujeres del 45-60 por ciento. La proporción de agua en el cuerpo depende de la composición corporal de una persona. Por lo general en las mujeres, las personas obesas y las personas mayores, esta proporción de agua es menor, porque tienen menos tejido magro.

**Funciones primordiales del agua en los seres vivos:**

- *Función disolvente de sustancias:* El agua es básica para la vida, ya que prácticamente todas las reacciones biológicas tienen lugar en el medio acuoso. El agua disuelve los minerales, las vitaminas, las proteínas, la glucosa, y otras moléculas para que participen en el proceso metabólico del cuerpo.

- *Función bioquímica:* El agua interviene en muchas reacciones químicas.

- *Función de transporte:* El agua es el medio de transporte de los nutrientes y los desperdicios resultantes de los procesos metabólicos.

- *Función estructural:* El volumen y forma de las células que carecen de membrana rígida se mantienen gracias a la presión interna que ejerce el agua.

- *Función mecánica, amortiguadora y lubricante:* El agua cumple una función lubricante y amortiguadora en los ligamentos, alrededor de los ojos, la columna vertebral, y en el vientre de las mujeres en estado.

- *Función termorreguladora:* El agua ayuda en la regulación de la temperatura. La evaporización del sudor de la piel remueve el exceso de calor del cuerpo.

- *El agua* mantiene el volumen sanguíneo.

Dentro de las células se encuentra el líquido intracelular, que rodea al núcleo de la célula. A su vez ellas están bañadas por un líquido externo llamado "liquido intersticial". Estos líquidos constantemente pierden y remplazan sus componentes, pero trabajan por mantenerse en un estado controlado de homeostasis, es decir, por mantener su composición constante para asegurar su correcto funcionamiento. Cualquier desbalance en la composición de estos líquidos es devastador para el cuerpo.

El cuerpo tiene que excretar cerca de 500 mililitros de agua todos los días mediante la orina para eliminar los desperdicios metabólicos. Es eliminada también por el sudor y por vapores de los pulmones. El promedio normal de agua que pierde el cuerpo diariamente es de dos litros y medio aproximadamente. La necesidad de hidratación depende de factores como la dieta, la actividad, la cantidad de tejido magro, la temperatura ambiental y la humedad, por lo que es difícil establecer los requerimientos diarios de agua para las personas.

Su cuerpo le dice a cada persona cuando es hora de reponer el suministro de agua, porque una vez que pierde entre uno y dos por ciento del total de agua, el mecanismo de sed le permite saber que es el momento de beber un poco de agua. Nuestra única obligación es suministrarle al cuerpo el agua que necesita día a día. Si hace calor, si el clima está muy seco, o si está haciendo ejercicio u otra actividad vigorosa, necesitaremos más agua de lo normal. Toda persona que toma agua tan pronto le da sed, se mantendrá bien hidratada. El color de la orina también sirve para determinar si se necesita tomar más agua. Si la orina es de color amarillo oscuro intenso entonces lo más seguro es que no se esté tomando la suficiente. Tenga en cuenta que la riboflavina o vitamina B2 hace a la orina de color amarillo brillante fluorescente.

El pasar muchas horas sin orinar u orinar escasamente también son indicativo de que una persona no está tomando suficiente agua. Diferentes estudios afirman que una persona sana orina un promedio de siete u ocho veces al día. Responda a la sed con agua pura, no con sodas, café o jugos de fruta azucarados. Tanto el café como la soda son altos en cafeína, la cual actúa como diurético, es decir, hacen que la persona se deshidrate aún más. A medida que envejecemos nuestro mecanismo de la sed tiende a ser menos efectivo, por eso los adultos mayores deben asegurarse de beber agua constantemente y de que su orina tenga un color pálido.

**La relación del agua con los minerales - Electrolitos**

Todas las reacciones biológicas relacionadas con el metabolismo del cuerpo tienen lugar en el medio acuoso. Nuestro organismo debe mantener las dos terceras partes de sus fluidos dentro de las células y una tercera parte fuera para mantener el balance de la vida del cuerpo. Este control de fluidos dentro y fuera de las células se hace mediante los minerales. Como el agua pura es un mal conductor de electricidad, los minerales son disueltos en el agua, y se llaman electrolitos. Estos facilitan la transmisión de señales entre el sistema nervioso, las células y todos los tejidos del cuerpo. Cuando un mineral como el cloruro de sodio se disuelve en agua, el mismo se separa en iones cargados positiva y negativamente ($Na^+$ y $Cl^-$) De allí la importancia de la presencia de los electrolitos en el agua. Los principales electrolitos en el cuerpo humano son: Sodio (Na+), Potasio (K+), Calcio (Ca2+), Magnesio (Mg2+), Cloruro (Cl−), Fosfato del Hidrógeno (HPO42−) y Carbonato de Hidrógeno (HCO3−).

El símbolo más/menos indica la naturaleza iónica de la sustancia y su carga positiva o negativa como resultado de la disociación.

La deshidratación se clasifica dependiendo del porcentaje de pérdida de peso debido a la pérdida de líquido.

| Porcentaje de pérdida de agua corporal | Peso perdido (72 - 75 kg) | Peso perdido (52 - 55 kg) | Síntomas |
| --- | --- | --- | --- |
| 1 - 2 por ciento | 0.72 - 1.50 kg | 0.52 - 1.10 kg | Sed intensa, pérdida de apetito, malestar, fatiga, debilidad, dolores de cabeza. |
| 3 - 5 por ciento | 2.16 - 2.25 kg | 1.56 - 2.75 kg | Boca seca, poca orina, dificultad de concentración en el trabajo, hormigueo extremidades, somnolencia, impaciencia, náuseas, inestabilidad emocional |
| 6 - 8 por ciento | 4.32 - 6.00 kg | 3.12 - 4.40 kg | Problema de regulación de temperatura, mareos, dificultad para respirar y hablar, confusión mental, debilidad muscular, labios azulados |
| 9 - 11 por ciento | 6.48 - 8.25 kg | 4.68 - 6.05 kg | Espasmos musculares, delirios, problemas de equilibrio y de circulación, lengua hinchada, fallo renal, disminución del volumen sanguíneo y de la presión arterial |

Cualquier pérdida superior al 11 por ciento del peso corporal suele ser incompatible con la vida. La muerte se produce por fallo renal y/o por incapacidad del reducido volumen sanguíneo para circular normalmente. El vómito, la diarrea, el sudar copiosamente, las quemadas, y las heridas traumáticas por lo general ocurren por la pérdida de fluidos y electrolitos que pueden resultar en emergencias médicas. Cuando hay pérdida de fluidos por sudor, hemorragia, o excreción, el sodio y el cloruro, los principales iones extracelulares, son los primeros que se pierden. Por esto, después de sudar excesivamente o perder mucho fluido, sentimos deseos de tomar bebidas refrescantes y comer comidas saladas. Los fluidos y los electrolitos perdidos por el sudor, vómito o diarrea se reemplazan simplemente tomando agua fresca y con una buena comida.

## El pH, la Acidosis y la Alcalinidad

El pH significa "potencial de hidrógeno", y es usado para indicar la concentración de iones ácidos de hidrogeno (H+) que hay en una sustancia. Como la disolución de ácidos es lo que produce los iones de hidrógeno, sabemos que mientras más iones de ácidos están presentes en un fluido, más acida será la solución. La escala del pH va del 0 al 14, considerándose 7 un pH neutro. Cuando el pH baja de 7, se considera un pH ácido (con exceso de iones de hidrógeno, H+), y cuando aumenta de 7 se considera un pH alcalino. Existen diferentes valores óptimos del pH para nuestras diferentes secreciones o sustancias, dependiendo de su función. Por ejemplo, nuestra orina tendrá un pH de 8, el sudor de 5,5, el jugo gástrico de 1,5 y el flujo vaginal de 4,5 aproximadamente. Las enzimas de nuestro estómago trabajan bien en un nivel de pH de 1.6 a 2.4 donde se necesita una acidez muy alta para poder descomponer los alimentos. Si una persona tiene una dieta abundante en ácidos (harinas, carnes, lácteos, azúcar, etc.) el nivel de acidez estomacal aumentará. El pH óptimo y el más importante es el de la sangre arterial humana y debe ser ligeramente alcalino, entre 7.35 y 7.45.

El cuerpo usa los iones para ayudar a mantener el balance de fluidos y electrolitos y para regular la acidosis de los fluidos en el cuerpo, ya que tiene que mantener el pH dentro de un rango específico para evitar amenazas a la vida. Una pequeña desviación en cualquier dirección puede dañar las proteínas causando un caos metabólico, por ejemplo, hacer que las enzimas no catalicen las reacciones químicas o provocar que la hemoglobina no conduzca el oxígeno en la sangre. El equilibrio del pH es frágil pero muy importante: si este disminuye de 7,35 o sube de 7,45 se puede producir un estado de emergencia como estado de coma, o incluso la muerte.

El cuerpo es alcalino por diseño, pero acídico por función. Esto significa que a través de los procesos metabólicos el cuerpo produce constantemente cantidades enormes de ácidos, pero para poder desempeñar sus funciones correctamente, las células necesitan vivir en un ambiente ligeramente alcalino. En la escala del pH los valores son multiplicados por 10 en cada unidad. Es por eso que el valor del pH de 6 es 10 veces más acídico que un pH con un valor de 7, pero un pH de 5 es 100 veces más acídico que un pH de 7. De otra forma el valor del pH de 8 es 10 veces más alcalino que un pH con un valor de 7, pero un pH de 9 es 100 veces más alcalino que un pH de 7. A continuación se listan diferentes sustancias y su pH correspondiente.

| ACIDO | 0 | HCl |
|-------|-----|------|
| | 0,5 | Ácido de batería |
| | 1 | Ácido sulfúrico |
| | 2 | Jugo gástrico |
| | 2,4 | Jugo de limón |
| | 2,9 | Vinagre |
| | 3 | Jugo de naranja |
| | 5 | Café |
| | 5,6 | Lluvia ácida |
| | 5,5 - 6,5 | Orina |
| | 6,5 | Leche |
| NEUTRO | 7 | Agua pura |
| | 6,5 - 7,4 | Saliva humana |
| | 7,35 - 7,45 | Sangre |
| | 8 | Agua de mar |
| | 9 - 10 | Jabón de manos |
| | 11,5 | Amoniaco |
| | 12,5 | Lejía |
| | 13,5 | Limpiatuberías |
| BASICO | 14 | NaOH |

Frutas como el limón y algunos vegetales como el tomate son ácidos en su estado fresco, pero al ser digeridos se convierten en alcalinos. El único vinagre alcalinizante es el vinagre de sidra de manzana. El azúcar procesada es dulce al paladar, pero altamente ácida para nuestro torrente sanguíneo. El café y el chocolate son bebidas muy ácidas por su contenido de purina.

## ¿Por qué se produce la acidosis y por qué es peligrosa?

La acidosis en nuestro organismo afecta directamente nuestra salud y estilo de vida. En la actualidad, la alimentación y la contaminación ambiental son las causas principales de acidosis. La dieta moderna, basada en comidas rápidas, comidas procesadas y comidas con alta concentración en proteínas y carbohidratos, pero pocos vegetales, es la receta perfecta para la acidosis. La hidratación inadecuada del cuerpo también contribuye a la acidosis, la cual produce envejecimiento celular y el aumento de radicales libres. La acidez altera los niveles óptimos de electrolitos en nuestro organismo, impactando la función de los minerales en nuestro organismo, el exceso de acidosis puede producir la pérdida de minerales o desmineralización, pues nuestro organismo usa las reservas de álcali en el cuerpo para contrarrestar los ácidos metabólicos. Es decir, para balancear el pH y controlar la acidosis, el cuerpo les roba el calcio a los huesos, y si esto sucede constantemente puede producir osteoporosis. La causa de esta enfermedad no es la falta de calcio, sino el exceso de comidas que forman ácido en el cuerpo y fuerzan la extracción del calcio de los huesos para balancear el pH. La acidosis produce también cálculos renales y reduce los niveles de oxígeno en nuestro organismo.

Aunque podemos esconder al paladar la acidez de las frutas agregando azúcar a los jugos, igual afecta nuestro balance pH. Los ácidos úrico, fosfórico y sulfúrico encontrados en las carnes son muy difíciles de disolver y procesar por nuestros riñones, mientras que los ácidos de la manzana, la fresa, o la naranja (ácido cítrico) son más fáciles de procesar por nuestros riñones y la piel.

Las grasas animales se convierten en ácidos grasos tales como el ácido butírico en la mantequilla; esta cadena de carbones es corta y por lo tanto fácil de asimilar por el cuerpo, pero el ácido esteárico en las carnes rojas es de cadena larga de carbones saturados de hidrogeno (grasa saturada) y por lo tanto muy difícil de asimilar por el cuerpo. Este ácido ha sido claramente vinculado a efectos dañinos para nuestra salud, incluyendo su conexión con el cáncer al colon, al seno y la próstata; enfermedades del corazón, colesterol alto en la sangre, paro cardíaco, obesidad, diabetes y cálculos en la vesícula. El ácido grasoso oleico de las olivas, el ácido linoleico Omega 6 de la semilla del girasol, o el ácido alfa-linoleico Omega 3 de la linaza, a pesar de ser ácidos, son beneficiosos para nuestra salud. Son cadenas largas de carbones, pero no saturados de hidrógeno (Grasa Insaturada o No Saturada). El fósforo, el yodo, el cloruro, el sulfuro, el fluoruro y el silicón son algunos minerales ácidos.

En cuanto a digestión se refiere, los ácidos se pueden caracterizar como ácidos fuertes o ácidos débiles. Un ácido es considerado débil cuando es fácil de procesar por el cuerpo. Los ácidos débiles son aquellos encontrados en las plantas y frutas, y son desechados por el cuerpo en gran cantidad por los riñones mediante la orina, por la piel a través de la transpiración, y son también desechados a través de los pulmones. Un ácido es considerado fuerte por su estabilidad y su resistencia para combinarse. Procesarlos requiere de mucha energía y minerales alcalinos. Estos se encuentran en las carnes, pollo y peces, y por su resistencia a ser disueltos son desechados únicamente por los riñones en pocas cantidades al día y por los poros de la piel mediante el sudor, lo que fuerza al cuerpo a almacenar cualquier exceso entre los tejidos musculares. Es allí donde el efecto corrosivo de estos ácidos fuertes produce grandes daños en las células vivas y tejidos frágiles, propiciando las enfermedades crónicas.

Las sustancias alcalinas, llamadas también básicas, se caracterizan por que liberan iones de hidroxilo (OH-) cuando se disuelven en agua, conducen electricidad en solución acuosa y su consistencia es jabonosa. Una sustancia alcalina se considera una base cuando su rango de acidez es mayor que 7 en la escala de pH. Ejemplos de estas son: la clara de huevos, levadura, líquido pancreático, amoniaco, agua de cal, y los productos de limpieza. Las bases se denominan electrolitos. Algunos minerales alcalinos muy necesarios para nuestra salud son el calcio, magnesio, hierro, manganeso, potasio, cobre y cobalto.

**Alimentos alcalinizantes, alimentos acidificantes y alimentos ácidos**

Para alcanzar una salud óptima debemos conocer las propiedades de los alimentos que consumimos para poder determinar si tienen un efecto alcalinizante o acidificante en nuestro sistema. Los alimentos pueden tener un valor alcalino antes de comerlos y un efecto ácido después de comerlos o viceversa. Por ejemplo, el azúcar de mesa refinada, que es comúnmente usada para reducir el efecto ácido de los jugos de frutas, tiene un efecto ácido al metabolizarse en el cuerpo. Aunque su sabor es dulce, su efecto es fuertemente acidificante después de comerla.

Según el efecto pH de los alimentos al ingerirse, estos pueden dividirse en tres grupos: Alimentos alcalinizantes, alimentos acidificantes, y alimentos ácidos. Las personas con una inhabilidad o deficiencia para procesar ácidos, necesitan diferenciar los alimentos acidificantes de los alimentos ácidos. Aunque no es necesario medir el pH todos los días, convendría registrar los resultados de la prueba de pH para ver la tendencia con el tiempo.

## Consejos Prácticos

### ¿Dónde comienzo?

No se sienta abrumado. Si no sabe dónde comenzar, recuerde que el objetivo es simplemente ése, comenzar. La salud se conquista un buen hábito a la vez. Se trata de un viaje y no de un destino. La buena nutrición es un "blanco" que está en constante movimiento.

- Empiece por poner cada semana en su carro de compras en el supermercado productos saludables. Repase la sección de buenas fuentes de carbohidratos, proteínas y grasas, y escoja 2 o 3 productos para probar y experimentar cada semana. Busque información en el internet, lea sus propiedades nutritivas, cómo almacenarlos y recetas que los incluya, además de su aporte nutritivo y con qué acompañarlos. Al finalizar el año tendrá entre 104 a 156 productos saludables incorporados a su estilo de vida. Cada producto saludable que usted decide comprar reemplazará un producto no beneficioso en su estilo de vida.

- No trate de abarcar mucho al principio; vaya paso a paso y progresivamente cambie su estilo de vida. No cree una revolución en su vida que termine en frustración. Usted se dará cuenta después de muchos años de haber tomado la decisión de adoptar un estilo de vida saludable, que ha aprendido mucho, pero que hay todavía mucho por aprender. Este libro le presenta un material básico que es solo la punta del "iceberg".

- Saque los aceites vegetales de su despensa y deshágase de ellos. Compre aceite de oliva extra virgen prensado al frío, para las ensaladas; aceite de coco extra virgen, para sofreír. Empiece a usar también la sal marina.

- Empiece a experimentar el sabor natural de la comida. Pruebe los vegetales verdes crudos para que tenga una idea de su sabor natural. ¡Son exquisitos! Saboree lo que Dios tenía en mente cuando creó cada uno de estos vegetales. Pruebe un espárrago crudo, la lechuga, las coles, la acelga, el repollo (pruebe el tallo también) y verá qué sabrosos son. Intente comer ensaladas verdes crudas. Corte las hojas y agregue los tallos de las hojas a la ensalada. Use como aderezo una mezcla de partes iguales de aceite de oliva y vinagre de sidra de manzana, agregando un poco de agua y limón. Los vegetales verdes que son un poco agrios pueden combinarse con otros vegetales verdes. Es cuestión de acostumbrarse. Después de un tiempo de comer ensaladas verdes crudas, cuando piense en ellas se le hará agua la boca. El punto importante es que existe una gran cantidad de sabores que los aderezos y los condimentos han escondido a nuestro paladar. Al reducir los aderezos y los condimentos, surge el sabor natural de la comida. Use los aderezos y condimentos solo como un acento en la comida. Pruebe a reducirlos para permitir que el sabor natural de la comida emerja.

## Preparación y cuidado de la comida

- Evite la pérdida de nutrientes por cocción. Normalmente las vitaminas se pierden durante la cocción con más facilidad que las proteínas, sin embargo, la cocción excesiva y a temperaturas muy altas desnaturaliza las proteínas en los alimentos, al destruir los aminoácidos sensibles al calor (como la lisina) o hacer las proteínas más resistentes a las enzimas digestivas. Durante la cocción a fuego lento se pierde menos materia alimenticia y los sabores se mezclan mejor, dándole más gusto a la comida. La refrigeración de alimentos cocinados no desnaturaliza las proteínas.

- Trate la comida con delicadeza. Al cocinar o agitar los alimentos (como cuando se baten las claras de huevo) las proteínas sufren cambios físicos, llamados desnaturalización y coagulación. La primera cambia la forma de la proteína disminuyendo la solubilidad de su molécula, la segunda hace que las moléculas de la proteína se aglutinen, como ocurre con los huevos revueltos.

- La lixiviación es un proceso por el cual se extrae uno o varios nutrientes de un alimento sólido, se separa la comida de sus nutrientes como cuando estos pasan de la comida al agua. Cuando se hace una sopa, se hierve la carne o los vegetales, los nutrientes pasan de la comida al agua, al botar el agua botamos con ella los nutrientes. Por ejemplo, el azúcar de la remolacha se separa por lixiviación en agua caliente. Al cocinar cualquier comida en agua, cubra la olla para cocinarla a fuego más lento, evitando que se evaporen los nutrientes con el agua.

- El aceite de oliva se desnaturaliza con el calor, la luz y el oxígeno del aire. Por eso los aceites de oliva de calidad vienen en botellas oscuras, y tienen un dispensador que evita que entre aire en la botella. Este debe mantenerse en un gabinete donde no le dé la luz.

- La agitación que ocurre al usar la licuadora a altas velocidades desnaturaliza las proteínas y también las vitaminas, por lo que se recomienda usar velocidades moderadas y consumir el jugo lo antes posible para evitar la oxidación.

- Lave las frutas y los vegetales con limpiadores de frutas y vegetales especiales para remover herbicidas e impurezas.

- El microondas desnaturaliza la comida, reduciendo su valor nutritivo considerablemente. Use un horno tostador en lugar del microondas y caliente el agua en la estufa. Le tomará un poco más de tiempo preparar su comida, pero no comprometerá su valor nutritivo.

## Al comprar la comida

- No compre comida chatarra, caramelos, tortas, chocolates etc., pensando que solo va a comer un poquito de vez en cuando. No será así. Lo mejor es no comprarla, no tenerla disponible en su despensa, ni en su escritorio o en su cuarto. Si la compra se la va a comer, porque es muy difícil vencer la tentación constante de los dulces, tortas, chocolates, etc.

- Recurra a granjas locales orgánicas para comprar frutas y vegetales de la temporada, algunas ofrecen el queso natural (que no ha sido pasteurizado u homogenizado). Se conocen como "Farmer's Markets" y son lugares donde las granjas de su área mercadean sus productos localmente. Compre huevos orgánicos de pollos criados libremente y sin antibióticos. Muchos tienen programas en que por $20 dólares a la semana le llenan una bolsa grande de mercado con gran variedad de vegetales cosechados recientemente. Si ve algunos vegetales picados por insectos, esa es buena señal de que son orgánicos.

## Consejos prácticos para comer bien

- Si siente hambre, tome agua. En muchas ocasiones la sed se manifiesta como hambre.

- Si siente deseos compulsivos por el dulce, use glutamina, un aminoácido no esencial que ayuda a frenar las ansias de azúcar y a reducir el apetito.

- Si quiere bajar de peso inmediatamente, reemplace la comida del día en que usted más come con un batido de fresas y una medida de un suplemento nutricional completo como el Vega. Este tiene vitaminas, minerales y proteínas entre otros. De este modo podrá rebajar entre 10 a 15 libras en un mes.

- Asegúrese de hidratarse durante todo el día. El color de la orina le puede dar una idea de su nivel de hidratación. La orina muy amarilla es una indicación de poca hidratación, o también de que tomó alguna pastilla o medicamento.

- Evite beber líquidos con su comida. Acostúmbrese a saciar su sed, bebiendo agua 30 minutos antes de la comida. Evite beber agua por hora y media después de la comida, tomar agua durante la comida diluye los jugos gástricos, y demora el proceso digestivo. También, la digestión se retarda cuando tomamos líquidos helados durante o después de las comidas, pues estos solidifican los componentes oleosos de los alimentos, haciendo que permanezcan por más tiempo en el intestino. Tomar líquidos después de la comida también diluye las sales, jugos pancreáticos y ácidos que actúan en la digestión de los alimentos.

- No coma frutas después de la comida. Toma generalmente 20 minutos digerirla, pero al comerla después de la comida se asienta arriba de toda la comida y se fermenta, ocasionando gases y flatulencia. La forma apropiada de comer frutas es con el estómago vacío.

- Mastique bien los alimentos. La digestión de carbohidratos comienza en la boca, al masticar bien los alimentos, haciendo que se digieran más eficientemente al pasar al estómago. Al comer rápido, tragará aire lo que promueve la acumulación de gases. Estos se mueven por todas partes en el cuerpo y a veces causan dolor. El comer rápido también hace que se traguen trozos grandes de comida que producen una sobrecarga en el trabajo de digestión del estómago. Esto requiere más energía y hace que las personas se sientan soñolientas después de la comida. Esta somnolencia ocurre también por comer mal. La comida puede ser orgánica y de fuentes de alta calidad, pero al combinarla en proporciones y cantidades inapropiadas crean una sobrecarga en la digestión produciendo somnolencia. Hay comidas que por su alto contenido proteínico y de grasas caen pesadas al estómago. Todos tenemos diferentes niveles de tolerancia, por eso usted debe descubrir la correcta proporción y combinación de alimentos para su organismo. Hay muchos libros y opiniones al respecto, y mucho por aprender en esta área.

- Pare de comer 2 horas antes de acostarse para así quemar todo el exceso de calorías de la comida antes de irse a dormir. Si se va a su cama justo después de comer y el cuerpo tiene exceso de energía que no puede almacenar en el hígado y los músculos, lo almacenará en el tejido adiposo. Es decir, el cuerpo lo convertirá y almacenará como grasas.

- El estreñimiento es causado por la falta de fibra en su alimentación. En la sección de recomendaciones de buenas fuentes de carbohidratos encontrará una lista de carbohidratos con alto contenido de fibras. Ingiera a diario vegetales con un alto contenido de fibras para regular su sistema digestivo y acabar con el estreñimiento.

- Comidas a destiempo. Debemos comer mínimo tres veces al día y no omitir comidas. Si usted deja de comer al mediodía pensando en adelgazar, está cometiendo un grave error. En la tarde tendrá mucha hambre y comerá en exceso, se sentirá soñoliento, y si se queda dormido, el exceso de calorías generada durante la digestión será almacenado en grasas. En lugar de omitir comidas se recomienda comer porciones de comida más pequeñas y más a menudo para evitar generar exceso de calorías que sean almacenadas en grasas.

- Para un rendimiento óptimo se debe tomar la cantidad adecuada de alimentos en el momento justo. Lo ideal es consumir cinco comidas diarias para tener un efecto positivo en nuestra capacidad mental. El desayuno aporta energía para la mañana, y puede aumentarla con un pequeño tentempié entre horas. Una comida ligera a mediodía otorga nuevas fuerzas y alivia el descenso del rendimiento que se experimenta durante la tarde. Una merienda pequeña proporciona la energía que necesitamos hasta la hora de la cena. Elija para el desayuno alimentos ricos en carbohidratos como fuente de energía, como las frutas, los vegetales, cereales y pan integral. Para picar entre horas lo más aconsejable son las frutas y verduras, ya que estimulan el intelecto por su contenido de fructuosa, y vitaminas como el ácido fólico, antioxidantes y otras sustancias protectoras.

- Comer bien involucra dos aspectos: El primero es que cuando usted come bien no se siente relleno después de comer, más bien se siente energizado, satisfecho, revitalizado y ligero; listo para continuar con la próxima tarea. El segundo aspecto es el de la eliminación. Cuando usted come bien lo que evacúa su cuerpo tendrá una consistencia, color y olor normal. Por el contrario, cuando usted come mal y se siente soñoliento, miserable y arrepentido de haber comido esa comida lo que su cuerpo evacúa lo reflejará en su consistencia y olor. Cuando se come comida que no es sana, en exceso, o mal proporcionada, se producen toxinas en exceso.

- Coma tranquilo, tome tiempo para comer. No coma en su escritorio, en su carro, de pie o trabajando. Eso no es saludable. Dele gracias a Dios por los alimentos, bendígalos antes de comer, coma en paz y con tranquilidad.

## 6. **Plan de Activación. Cómo Minimizar y Evitar la Toxicidad Ambiental**

*Nuestro entorno ambiental es tóxico.*
*Lo que bebemos, comemos, tocamos, olemos y respiramos al ser químicamente procesado por el cuerpo produce desechos tóxicos metabólicos que deben ser eliminados.*

En esta sección nos concentraremos en la toxicidad ambiental y el rol que juega en la salud de nuestros cuerpos, más específicamente en nuestro cerebro. Cuando hablamos de causas naturales de enfermedad, la toxicidad ambiental juega un papel determinante.

Comenzaremos explicando el concepto de "Carga Total", que es un concepto básico de toxicidad utilizado en el libro titulado "Múltiples Sensibilidades Químicas" de la autora Pamela Reed Gibson. El concepto de carga total, también conocido como "bucket" (balde) establece que el cuerpo puede tolerar hasta cierto punto los insultos, exposiciones y el estrés proveniente de la toxicidad ambiental hasta que se comienzan a manifestar los efectos de enfermedad.

Nuestro cuerpo está diseñado para combatir, con todos sus órganos y sistemas, la toxicidad proveniente de la comida y el medio ambiente; pero la toxicidad que excede nuestra capacidad de neutralizarla comienza a almacenarse en el cuerpo hasta producir señales de enfermedad. Todo lo que bebemos, comemos, tocamos, olemos y respiramos es químicamente procesado por los órganos del cuerpo y producen desechos tóxicos metabólicos que deben ser eliminados. Los pulmones filtran el ácido carbónico o anhídrido carbónico ($CO_2$), el hígado filtra los ácidos grasos y los riñones filtran el ácido úrico ($NH_4$). Si los riñones o el hígado no funcionan óptimamente, estos desechos pueden ser peligrosos.

Por ejemplo, el amoníaco, un producto del metabolismo proteico, debe ser neutralizado antes de que nuestro organismo lo elimine. Existen productos químicos ambientales, como el plomo, el mercurio, el aluminio y otros metales pesados; productos de uso personal como el desodorante y el maquillaje; productos de uso doméstico como detergentes, alfombras y muebles; y productos industriales como los aditivos alimentarios, hormonas, pesticidas, herbicidas, fungicidas, y productos petroquímicos, que son tóxicos al contacto o por emisión de vapores y contribuyen a la carga total de toxicidad que el cuerpo tiene que procesar diariamente. Verdaderamente nuestro entorno ambiental es tóxico, no es alcalino. Los hornos microondas se incluyen en la lista de ofensores y —aunque es un tema controversial— también las vacunas.

La desintoxicación se basa en el procesamiento de los productos tóxicos por parte de todos los órganos y sistemas de nuestro cuerpo y la lucha contra la toxicidad ambiental. Las enfermedades alteran los procesos de desintoxicación del cuerpo, comprometiendo aún más la salud. Es esencial, primero, identificar la causa del problema y luego, tratar la raíz de la misma hasta lograr erradicarla completamente. Tomar un medicamento para tratar o enmascarar los síntomas de enfermedad no contribuye en lo más mínimo a la sanación.

Todos los cuerpos humanos son diferentes. El mismo alimento que una persona asimila perfectamente, puede ser un alérgeno para otra persona. Cualquier sustancia puede ser alérgeno. Los más comunes son el polen, el polvo, el pelo de los animales, los productos químicos, el moho y organismos como el hongo cándida albicans; aun los vegetales y frutas orgánicas pueden serlo. Lo mismo ocurre con los metales y tóxicos. Las personas tienen diferentes niveles de tolerancia o sensibilidad a la toxicidad en su cuerpo, lo que explica por qué algunas personas, teniendo el mismo estilo de vida, se enferman más frecuentemente que otras.

Más de 80,000 productos químicos han sido introducidos en el mercado después del siglo XIX y hasta el día de hoy aún se desconoce el efecto de la mayoría de ellos en el cuerpo, pues menos del uno por ciento de estos productos han sido sometidos a análisis para medir sus efectos en el organismo. Cada año se producen 1,2 millones de toneladas de 80,000 productos químicos diferentes, entre ellos tres millones de kilogramos de mercurio.

Los productos tóxicos se hallan en todas partes: en los productos de limpieza, los plásticos —los ftalatos y el bisfenol A— que se encuentran en el agua y el aire, incluso en biberones o botellas de agua, y que afectan el sistema endocrino, alterando el sistema hormonal al imitar al estrógeno (en su función endocrina, los estrógenos activan o desactivan determinados genes en el núcleo de la célula, regulando la síntesis de proteínas). Su utilización en forma de hormonas para engordar a los animales ha provocado una proliferación del estrógeno en la población que ha multiplicado las afecciones del sistema endocrino. Estos productos tóxicos junto con la toxicidad emocional y mental están vinculados a la epidemia de enfermedades degenerativas modernas.

El tópico de la toxicidad es muy extenso y solo vamos a cubrir las fuentes de toxicidad más prominentes en la actualidad para que el lector tenga conciencia y pueda hacer ajustes en su vida diaria.

*Acción 1.* **Familiarícese con los metales pesados y evite sus fuentes de contaminación**

La toxicidad proveniente de los metales pesados, especialmente el mercurio, es un tema controversial. A continuación, se listan los metales pesados comúnmente vinculados al tema:

## El Mercurio

Ya mencionamos el tema de la contaminación de mercurio en el océano atlántico proveniente de desperdicios industriales llevados por los ríos. Ciertos genes son esenciales para la buena desintoxicación de los metales pesados y otras toxinas. Tal es el caso del gen GST (por sus siglas en inglés, Glutation-S-Transferasa) que aumenta los niveles de glutation, el principal antioxidante y desintoxicante de nuestro cuerpo. Desde hace años, la producción mundial de mercurio ha alcanzado la cifra anual de 10,000 toneladas. A pesar de la creciente concientización acerca de los problemas de salud que provoca este metal pesado, la producción de mercurio no disminuye. Este metal provoca una irrupción funcional en la actividad de varios de nuestros órganos y tejidos y puede cambiar la estructura de las células y del sistema inmunológico, en cuyo caso el cuerpo puede percibir estos tejidos modificados como cuerpos extraños.

El mercurio es también utilizado en las amalgamas dentales. Al ser frotado, el mercurio emite vapores tóxicos para el cuerpo. En un programa de desintoxicación, lo primero que se recomienda es remover las amalgamas de mercurio. Existe un protocolo odontológico para removerlas de manera que no se aloje parte del mercurio en el cuerpo. El vapor de mercurio, sobre todo en sus formas orgánicas como el metilmercurio en el pescado, o el etilmercurio en las vacunas y las gotas para los ojos, son absorbidos completamente. Las personas que ya tienen problemas con los riñones y otros órganos deben asesorase bien antes de ser desintoxicados, ya que el proceso podría comprometer aún más estos órganos.

## El plomo

Aun en niveles bajos de absorción, este metal puede provocar problemas de aprendizaje, comportamiento, etc. Este se deposita en los huesos de manera similar al calcio. Puede encontrarse también en la pintura de paredes (especialmente de casas antiguas), en cosméticos, productos de belleza, y en los vapores tóxicos que emite la gasolina. Aléjese de todo vapor tóxico. En cuanto a los cosméticos, es aconsejable optar por productos más naturales y leer la lista de componentes en las etiquetas de los productos. Y asegúrese de consultar a su pediatra sobre el examen de niveles de plomo en la sangre de sus hijos.

## El aluminio

Se encuentra en medicamentos como los antiácidos, los antiperspirantes y en algunas vacunas. El aluminio de algunos desodorantes es el que tapa los poros de las axilas para prevenir el sudor. Se sospecha que éste entra al organismo de las mujeres al rasurarse las axilas, incidiendo en el cáncer de seno. El aluminio se fija al ADN en forma permanente y se ha encontrado que no es posible eliminarlo con la terapia de quelación (el uso de agentes quelantes para desintoxicar metales pesados como el mercurio, el arsénico y el plomo, mediante la conversión a una forma químicamente inerte, que puede ser excretada sin más interacción con el cuerpo).

## *Acción 2.* No use el horno microondas.

Cada horno microondas contiene un magnetrón, es decir un tubo en el cual los electrones son afectados por campos eléctricos y magnéticos produciendo radiación de microondas de alrededor de 2450 megahercios (MHz) o 2.45 gigahercios (GHz). Esta radiación interactúa con las moléculas del alimento, que —especialmente las del agua— tienen un polo positivo y negativo, así como un magneto tiene una polaridad norte y otra polaridad sur. Cada ciclo de energía de onda cambia la polaridad de positivo a negativo. Cuando estas microondas generadas desde el magnetrón bombardean los alimentos, hacen que estos cambios de polaridad ocurran millones de veces por segundo. Toda esta agitación crea una fricción molecular que calienta los alimentos, pero también causa daños sustanciales a las moléculas circundantes rompiéndolas o deformándolas.

## Hechos y evidencias científicas

En un artículo publicado en 1992 por los investigadores Raum & Zelt, titulado "Estudio comparativo entre la comida preparada de forma convencional y en el horno microondas", encontramos la siguiente cita: "Una hipótesis básica de la medicina natural establece que la introducción en el cuerpo humano de moléculas y energías a las que no está acostumbrado es más probable que causen daño que beneficio". La comida preparada en microondas contiene tanto moléculas como energías que no están presentes en la comida cocinada de forma convencional. Las microondas producidas artificialmente se producen por corriente alterna, la cual fuerza un billón o más de cambios de polaridad por segundo en cada molécula de alimento que golpea. Por esto, la producción de moléculas antinaturales es inevitable.

Un estudio de corta duración encontró cambios significativos y preocupantes en la sangre de individuos que consumían vegetales cocidos y leche calentada en microondas. Ocho voluntarios tomaron varias combinaciones de los mismos alimentos cocinados de formas diferentes; todos los alimentos que se procesaron en el microondas causaron cambios en la sangre de los voluntarios: los niveles de hemoglobina y los linfocitos descendieron, y los niveles generales de células blancas y colesterol aumentaron. Al emplear bacterias luminosas (que emiten luz) para detectar los cambios energéticos en la sangre, se encontraron aumentos significativos en la luminosidad de estas bacterias cuando se las expuso a suero sanguíneo extraído después del consumo de alimentos cocinados en microondas.

Estos estudios demuestran que la radiación de microondas desnaturaliza la comida que se calienta. El cuerpo humano es electroquímico por naturaleza, y cualquier fuerza que interrumpa o modifique los sucesos electroquímicos normales, afectarán su fisiología. Esto se describe con más detalle en los libros "La electricidad del cuerpo" (The Body Electric) de Robert O. Becker y "Cuidado: la electricidad que le rodea puede ser peligrosa para su salud" (Warning, the Electricity Around You May Be Hazardous to Your Health) de Ellen Sugarman.

## La sangre calentada en microondas mata a un paciente

En 1991, hubo un juicio en Oklahoma relacionado con el uso hospitalario de un horno microondas, pues la paciente Norma Levitt murió en una cirugía de cadera porque por la enfermera calentó la sangre para su transfusión de sangre en un horno microondas. Esta tragedia destaca que hay mucho más en el uso de microondas que lo que nos han dado a creer. La sangre para las transfusiones habitualmente se calienta, pero no en hornos microondas. En este caso las microondas alteraron la sangre y eso la mató.

## El estudio clínico del Dr. Hertel

El Dr. Hans Ulrich Hertel, trabajó durante muchos años como científico de alimentos en una de las principales empresas de alimentación suizas que opera a nivel internacional, pero fue despedido por cuestionar algunos de los procesos de producción que desnaturalizaban los alimentos. En 1991, él y un profesor de la Universidad de Lausana publicaron un artículo en el que afirmaron que los alimentos cocidos en hornos microondas pueden suponer un mayor riesgo para la salud que aquellos cocinados con métodos convencionales.

Asimismo, en un artículo del "Journal Franz Web" (que en su portada muestra la personificación de la muerte sosteniendo un horno microondas en la mano), afirma que el consumo de alimentos cocinados en hornos microondas tiene efectos cancerígenos sobre la sangre. El Dr. Hertel fue el primer científico en concebir y llevar a cabo un estudio clínico de calidad sobre los efectos que los nutrientes expuestos a microondas tienen sobre la sangre y la fisiología del cuerpo humano. Su estudio, pequeño, pero perfectamente controlado, mostró el poder degenerativo producido en los alimentos procesados en el horno microondas.

La conclusión científica demostró que cocinar con microondas alteraba los nutrientes en los alimentos y que hubo cambios en la sangre de los participantes que podían deteriorar el organismo humano. En su estudio, los voluntarios tomaron, en intervalos de 2 a 5 días, una de las siguientes variaciones de alimento con el estómago vacío: 1) leche fresca; 2) la misma leche cocida con método convencional; 3) leche pasteurizada; 4) la misma leche fresca cocida en horno microondas; 5) vegetales ecológicos crudos; 6) los mismos vegetales cocidos con método convencional; 7) los mismos vegetales descongelados en horno microondas y 8) los mismos vegetales cocinados en horno microondas. Se tomaron muestras de sangre de los voluntarios en intervalos definidos, inmediatamente antes y después de consumir la leche o los vegetales.

En los resultados se descubrieron cambios significativos en las muestras de sangre correspondientes a los intervalos siguientes a haber consumido alimentos cocidos en horno microondas. Estos cambios incluían una disminución en todos los valores de hemoglobina y colesterol, especialmente la relación de los valores HDL (colesterol bueno) y LDL (colesterol malo). Los linfocitos (células blancas de la sangre) mostraron una disminución a corto plazo más significativa después de haber consumido alimentos cocinados en microondas en comparación con el consumido de cualquiera de las otras variantes. Cada uno de estos indicadores señalaba degeneración. Además, encontraron una correlación altamente significativa entre la cantidad de energía microondas en los alimentos de prueba y el poder luminoso de las bacterias luminosas expuestas a la sangre de las personas que consumieron dichos alimentos.

Esto llevó al Dr. Hertel a la conclusión de que estas energías derivadas técnicamente podían, de hecho, pasar al hombre inductivamente al comer alimentos cocidos con microondas. Tan pronto como los doctores Hertel y Blanc publicaron sus resultados, la poderosa organización comercial conocida como la Asociación Suiza de Comerciantes y Empresarios de Aparatos Eléctricos de Uso Doméstico, reaccionó rápidamente, forzando al Presidente del Tribunal de Seftigen a emitir una orden de silencio contra los doctores Hertel y Blanc. En marzo de 1993, el Dr. Hertel fue condenado por "interferir con el comercio" y se le prohibió publicar los resultados de sus estudios. Esta decisión fue revertida por una sentencia dictada en Austria en 1998. El Tribunal Europeo de Derechos Humanos sostuvo que la orden de silencio librada por el Tribunal Suizo en 1992 contra el Dr. Hertel, en la que se le prohibía declarar que los hornos microondas eran peligrosos para la salud humana, era contraria al derecho de libertad de expresión y una violación de los derechos del Dr. Hertel. Además, sentenció a Suiza a compensar económicamente al Dr. Hertel.

### Carcinógenos y disminución nutricional en los alimentos expuestos a microondas

En su libro "Efectos Sobre la Salud de la Radiación de Microondas y los Hornos Microondas" (Health Effects of Microware Radiation-Microwave Ovens), la Dra. Lita Lee afirma que los hornos microondas sueltan radiación electromagnética que daña los alimentos y convierte las sustancias cocinadas en productos tóxicos y carcinógenos. Las investigaciones que ella resume en su artículo revelan que los hornos microondas son más peligrosos de lo que en un principio se creyó. La

Dra. Lee observó cambios en la química de la sangre y en el índice de ciertas enfermedades entre los consumidores de alimentos expuestos a microondas.

Los resultados de las investigaciones rusas publicadas por el Atlantis Raising Educational Center de Portland, Oregon, indicaron que se formaron carcinógenos virtualmente en todos los alimentos estudiados:

• La carne expuesta a la acción del microondas durante el tiempo necesario de cocción provocó la formación de nitrosaminas, un conocido carcinógeno.

• Algunos de los aminoácidos de la leche y granos de cereales se convirtieron en carcinógenos.

• Al descongelar fruta su contenido de glucósidos y galactósidos se convirtió en sustancias carcinógenas.

• Una exposición breve de vegetales crudos, cocidos y congelados convirtió los alcaloides en carcinógenos.

• En plantas de vegetales expuestas a la acción del microondas, se formaron radicales libres carcinógenos.

Ninguno de estos alimentos fue expuesto a más cocción por microonda que la necesaria para conseguir el propósito, es decir, cocinar, descongelar o calentar. En esta investigación también se observó una marcada aceleración de la degradación estructural que lleva a una disminución del valor alimenticio de entre 60 y 90 por ciento en todos los alimentos estudiados: disminuyó la biodisponibilidad del complejo de vitamina B, vitamina C, vitamina E, minerales esenciales y factores lipotrópicos en todos los alimentos estudiados. Se detectaron daños en los alcaloides, glucósidos, galactósidos y nitrilósidos de las plantas. También se observó degradación de las nucleoproteínas en la carne.

También existe una investigación con miles de trabajadores que habían sido expuestos a microondas durante el desarrollo del radar en los años 1950. Los resultados mostraron problemas de salud tan serios que establecieron límites estrictos de 10 micro-vatios de exposición para trabajadores y un micro-vatio para civiles. Esta investigación de los efectos sobre la salud de la radiación de microondas también se describe en el libro, "The Body Electric" de Robert O. Becker, quien la llama "la enfermedad del microondas": "Sus primeros signos son presión baja y pulso lento. Les siguen la excitación crónica del sistema nervioso simpático (síndrome de estrés) y presión alta, fase que incluye dolor de cabeza, mareos, dolor de ojos, insomnio, irritabilidad, ansiedad, dolor de estómago, tensión nerviosa, incapacidad de concentrarse, pérdida de cabello, una creciente incidencia de apendicitis, cataratas, problemas reproductivos y cáncer. A los síntomas crónicos le siguen crisis de agotamiento adrenal y enfermedad de corazón isquémico (bloqueo de arterias coronarias y ataques al corazón) ..."

**Acción 3. No use sartenes, ollas, freidoras o utensilios de cocina hechos de teflón**

Muchas de las sartenes, ollas, freidoras y otros artefactos comunes en las cocinas de casas y restaurantes, utilizan el teflón como recubrimiento y como parte de su fórmula. El teflón es una sustancia antiadherente que fue creada en 1938 por el químico Roy Plunkett. El teflón es un polímero, es decir, macromoléculas, generalmente orgánicas, formadas por la unión de moléculas más pequeñas llamadas monómeras. El teflón es un riesgo para la salud porque contiene ácido perfluoroctánico (PFOA), también conocido como C8, una sustancia química sintética que produce el acabado antiadherente y resbaladizo característico de estas cazuelas y sartenes antiadherentes, que es altamente cancerígeno. Al calentarse, las sartenes antiadherentes con PFOA emiten vapores tóxicos que son inhalados por las personas que están en la cocina.

Más de 50 años después de que la compañía DuPont empezara a producir Teflón cerca de Ohio River Town, esta fue acusada de ocultar información referente a que el producto químico utilizado en la fabricación del recubrimiento anti-adherente podría causar cáncer, nacimientos defectuosos y otras enfermedades. La Agencia de Protección Ambiental de Estados Unidos (EPA) informó que aun la exposición a niveles bajos de PFOA podría ser dañina. "No se esperaba que este químico se acumulase en las personas", dijo Charles Auer, director de la Oficina de Prevención de contaminación y Tóxicos del EPA.

El PFOA se ha usado desde principios de 1950 en la fabricación de utensilios de cocina, ropa impermeable y cientos de otros productos.

La falta de conocimientos sobre el PFOA y químicos relacionados —denominados compuestos perfluorados— revela un sistema donde, en gran parte, la seguridad del consumidor se deja en manos de las mismas compañías que se lucran con el uso de estos químicos industriales, y a las que no les interesa plantearse preguntas sobre los potenciales efectos en la salud del consumidor o su influencia en el ambiente. En la mayoría de casos, el daño se descubre años después que un producto químico es introducido en el mercado.

La larga y secreta historia del PFOA comenzó a salir a la luz en 1990, en una sala de tribunales de Virginia del Este, donde una familia empezó a hacer preguntas por una misteriosa enfermedad que mataba su ganado. Jim y Della Tennant sospecharon que la causa de la misma podría ser una capa de espuma que se vertía en un basurero cerca de la planta de Teflón de DuPont que llegaba hasta los pastizales. Ese pleito culminó con un pago monetario que libró a la compañía de ser señalada como responsables por la muerte de las vacas, pero la batalla legal destapó una serie de documentos industriales acerca del PFOA. Un documento de 1961 detallaba cómo los científicos de DuPont comenzaron a alertar a los ejecutivos para que se evitara el contacto humano con el PFOA, las pruebas industriales determinaron que el químico se acumulaba en el cuerpo, que no se descomponía en el medio ambiente y que causaba dolencias en los animales, incluyendo cáncer, daño al hígado y defectos de nacimiento.

Desde 1976, la ley federal ha exigido a las compañías comunicar lo que ellos sepan sobre cualquier riesgo por exposición a químicos tóxicos. En los años 80, DuPont descubrió que en una de sus empleadas el químico traspasó al feto en su vientre. DuPont, además, fue acusada por no notificar a la agencia que, en 1981 dos de los cinco bebés de sus empleados tenían defectos en sus ojos y cara similares a los encontrados en ratas recién nacidas, que habían sido expuestas a las investigaciones del PFOA. DuPont también tuvo que pagar $345 millones para liquidar otro pleito presentado a nombre de los residentes de Virginia del Este y Ohio, cuya agua potable estaba contaminada con PFOA. La mayor parte de la información que hoy el público conoce sobre el químico, procede de documentos que la empresa tuvo que presentar durante los procesos judiciales. Se descubrió por archivos de la compañía, que desde 1984 DuPont tenía conocimiento sobre pozos contaminados en esos dos estados. Pero las personas que bebían el agua de esos pozos, no lo supieron sino hasta el 2002, cuando los documentos internos de DuPont empezaron a ser presentados como evidencias en la corte.

Las pruebas en animales de laboratorio han mostrado una relación entre la exposición a este químico y enfermedades como el cáncer hepático y testicular, reducción de peso en los recién nacidos y la supresión del sistema inmunológico. Se encontró que, sin importar la dosis, se produjeron cambios en la glándula pituitaria en ratas hembras. La glándula pituitaria es llamada la "glándula principal" del cuerpo, pues regula muchas de las actividades de las glándulas endocrinas, controla el crecimiento, la reproducción y muchas funciones metabólicas.

Por su tamaño y alta tasa metabólica, las aves y su tracto respiratorio son altamente susceptibles a las toxinas en el aire. Los canarios, por ejemplo, han sido históricamente utilizados como centinelas de gases tóxicos en las minas de carbón. La exposición leve les produce dificultad para respirar, falta de coordinación, debilidad, comportamiento ansioso, convulsiones y la muerte. Se ha descubierto que las aves también son susceptibles a una enfermedad respiratoria llamada "toxicidad de teflón" o "intoxicación PTFE". Otros estudios recientes han descubierto que los niveles de PFOA en algunos niños están en el mismo rango que los que causan problemas de desarrollo en los animales de laboratorio. Como resultado, dice el EPA, la potencialidad de los efectos en la salud humana no puede ser descartada.

Los científicos todavía no están seguros de cómo el PFOA se está extendiendo alrededor del planeta. Mientras DuPont dice que el proceso de fabricación industrial deja solamente pequeñas trazas del químico antiadherente en los utensilios de cocina, algunos investigadores piensan que, cuando los productos de teflón envejecen, liberan químicos que se descomponen en PFOA. Durante su fabricación el compuesto también se libera en el aire y en el agua. Se ha encontrado PFOA en salmón proveniente de los Grandes Lagos, en osos polares en el Ártico y en los delfines en el Mar Mediterráneo, lo que sugiere que el químico viaja fácilmente a través de la atmósfera. Según el Grupo de Trabajo Ambiental, es extraordinariamente persistente y a menudo se encuentra en la sangre de personas y de animales silvestres en todo el mundo. Esta sustancia se encontró en más del 90 por ciento de muestras de sangre tomadas a personas en los Estados Unidos.

El PFOA ha sido clasificado por la EPA como un agente cancerígeno en los animales, vinculándolo al cáncer testicular, de mama, del páncreas y tumores en el hígado. La sustancia química ha sido vinculada también a los problemas en los sistemas inmunitario y reproductivo. Se cree que los trabajadores expuestos a esta sustancia tienen mayor riesgo de contraer cáncer. A pesar de que este compuesto está vinculado a un creciente número de peligros para la salud y el medio ambiente, DuPont sigue sosteniendo que no representa riesgos para la salud. Un portavoz de la compañía dijo: "En base a una evaluación de la salud humana y estudios de toxicología… hasta la fecha no se conoce ningún efecto a la salud humana causado por el PFOA, aun en los trabajadores expuestos a concentraciones mucho mayores que la población en general".

Si no es bueno para usted, no es bueno para nadie. Cuando usted decida cambiar sus ollas, sartenes, envases de plásticos, utensilios de cocina o microondas, porque entiende que presentan un riesgo para su salud, no los regale, ¡bótelos! Si son perjudiciales para su salud, también lo será para otros.

### *Acción 4*. Conozca los productos que usa en su hogar: familiarícese con los nombres de los tóxicos más comunes y lea las etiquetas de los productos que compra y usa en su hogar.

Cuando pensamos en contaminación, la mayoría piensa en los gases que despiden los carros, los lugares llenos de basura o los desechos industriales. Pero lo más seguro es que usted pase entre 80 a 90 por ciento de su tiempo en lugares cerrados. Usted trabaja, estudia, come y duerme en lugares donde la circulación del aire es limitada. La típica casa contiene de 11 a 38 litros de materiales tóxicos, desde productos de limpieza de cristales y baños, hasta pesticidas y fertilizantes para el jardín. La Agencia de Protección Ambiental (EPA por sus siglas en inglés) informa que, en promedio, el aire en el interior de una casa está de 2-5 veces más contaminado que el aire del exterior, debido al uso de limpiadores y otros productos para el hogar.

¿Sabía que los productos de limpieza son los responsables de casi el 10 por ciento de los casos de intoxicación reportados por los Centros para el Control de Envenenamiento de los Estados Unidos? La intoxicación se produce cuando sustancias químicas tóxicas, potentes en los productos de limpieza, entran en contacto directo con la piel o son inhalados como vapores tóxicos por los pulmones. Muchos químicos ahora se producen sin olor, lo que hace que la persona no se dé cuenta que está inhalando tóxicos. Usted debe informarse y familiarizarse con los nombres de los tóxicos más comunes y leer las etiquetas de los productos antes de comprarlos, hay sustancias químicas que son potencialmente dañinas para su salud, pues causan problemas respiratorios, irritación en los ojos, cáncer y trastornos del sistema endocrino.

**Los contaminantes más comunes en los detergentes para la ropa.**

La familia promedio lava aproximadamente 80 libras de ropa por semana. El contacto con sustancias químicas cáusticas en los detergentes ocurre no solo a través de la ropa, sino al respirarlas una vez son aerotransportadas en el proceso de lavado. El detergente que usted usa podría contener un cóctel de sustancias químicas carcinógenas que el fabricante no está obligado a listar en la etiqueta del producto. Esta laguna legal reduce las probabilidades de que usted se entere de que esos ingredientes están ahí. Estas sustancias químicas no sólo son potencialmente dañinas para la salud, sino que también contaminan las aguas y dañan el medio ambiente. Cuatro de los ingredientes más peligrosos son:

- **El Lauril Sulfato de Sodio** (SLES por sus siglas en inglés): También se conoce con el nombre de Dodecil sulfato de sodio, Ácido sulfúrico, Monododecil ester, Sal sódica de ácido sulfúrico, sal sódica de Monododecil, Ester del ácido sulfúrico, A13-00356, Akyposal SDS, Aquarex ME, y Aquarex Metilo. Investigaciones sobre el SLS han demostrado que está relacionado con irritación de la piel y los ojos, toxicidad en los órganos, toxicidad reproductiva/del desarrollo, neurotoxicidad, trastornos endocrinos, ecotoxicología, cambios celulares y bioquímicos y posibles mutaciones y cáncer. El sitio web de Environmental Working Group (EWG), incluye una larga lista de problemas de salud y estudios de investigación relacionados. Allí también se mencionan casi 16,000 estudios en la biblioteca de ciencia en PubMed acerca de la toxicidad de esta sustancia.

- **El 1,4-dioxano:** David Steinman, defensor de salud ambiental, desde 2007 ha hecho pruebas de productos de limpieza y de cuidado personal para detectar 1,4 dioxano. Sus descubrimientos han sido impactantes. Encontró que muchas marcas populares de champú, jabones líquidos, lociones e incluso productos para bebés, incluyendo algunas marcas "naturales" y "orgánicas" contenían 1,4-dioxano. Los niveles de contaminación resultaron ser tan altos que muchas compañías han sido objeto de demandas legales por envenenamiento de los consumidores. En las pruebas se demostró que alrededor de dos tercios de los detergentes analizados contenían 1,4-dioxano. Las marcas con la "certificación orgánica de la USDA" salieron libres de dioxano. El Instituto Nacional de Salud (NIH) confirma que el 1,4-dioxano es un carcinógeno humano, aun en cantidades pequeñas. El dioxano es una creciente amenaza para las aguas subterráneas en los Estados Unidos. Este tóxico ha contaminado el agua en Ann Arbor, Michigan, y muchas otras ciudades del Condado Orange en California, y es probable que también se encuentre en otros lugares donde no se hacen pruebas rutinarias. Como fue hace poco tiempo que se identificó como un riesgo para la salud, no ha sido muy probado y no se sabe realmente qué tan alta es su presencia. Los filtros de agua no lo pueden remover y no es biodegradable. Para evitar el 1,4-dioxano, la Asociación de Consumidores Orgánicos (OCA) recomienda evitar los productos con indicaciones de etoxilación en las etiquetas. Busque los siguientes sufijos en la lista de ingredientes: "Myreth", "oleth", "laureth", "ceteareth" y cualquier otro "eth"; "PEG"; "Polietileno", "polietilenglicol", o "polioxietileno" y "Oxynol".

- **El NPE (Etoxilano de Nonifenol):** Al igual que el SLS, el NPE es un surfactante barato no iónico que a menudo se utiliza en los detergentes de ropa. Es un disruptor endocrino y un imitador de estrógenos que puede causar problemas hormonales o incluso cáncer. Al ser absorbido, el cuerpo no lo diferencia del estrógeno.

Cuando la trucha arcoíris es expuesta a NPE se vuelve parte masculina y parte femenina. De acuerdo con el Sierra Club, que le pidió a la EPA que se regule esa sustancia, alrededor de 270 millones de libras de NPE son utilizadas en los Estados Unidos cada año, y la mayoría termina siendo desechada por el desagüe. Una encuesta geológica encontró metabolitos de NPE en más del 61 por ciento de riachuelos que fueron examinados en los Estados Unidos. En su informe los investigadores creen que: "La contaminación de la NPE probablemente es la responsable de una variedad de extraños fenómenos en el cambio de género que actualmente se ve en las especies acuáticas. Y mientras aún se desconocen los efectos en los seres humanos, los científicos creen que también podría estar afectando a las personas". El NPE ya ha sido prohibido en Canadá y Europa, y Wal-Mart la ha incluido en la lista de sustancias químicas que piden sean eliminadas por sus proveedores. Es preocupante que ni las plantas de tratamiento de agua más sofisticadas son capaces de eliminar los NPEs y los metabolitos tóxicos, e incluso se cree que el tratamiento de las aguas residuales podría hacer los metabolitos NPE más tóxicos y más persistentes. Algunos detergentes lo reemplazan con el etoxilato de alcohol, que al parecer es menos tóxico y puede descomponerse naturalmente.

- **Los Fosfatos:** Los fosfatos son el ingrediente principal de muchos detergentes y limpiadores para el hogar porque se rompen en partículas y remueven las manchas con espuma, lo que aumenta el poder de limpieza del detergente. Los fosfatos causan problemas de salud y daños ambientales, pero algunos lavavajillas aun contienen más de 30 por ciento de fosfatos. Sus residuos son conocidos por causar náuseas, diarrea e irritaciones en la piel. La mayor preocupación sobre el uso de fosfatos, son los daños ambientales que están creando, especialmente la destrucción de la vida acuática, ya que son difíciles de eliminar de las aguas residuales y a menudo terminan en lagos y ríos, ahogando las vías fluviales y sofocando al salmón y otras especies acuáticas (les quita el oxígeno). Los fosfatos actúan como "fertilizantes" en las vías fluviales. Cuando las algas mueren, liberan las toxinas que destruyen los canales de oxígeno. Los fosfatos permanecen activos incluso después de que las aguas son tratadas. Existen detergentes con o sin fosfatos, así que usted tiene la opción de escoger. A partir de marzo de 2008, veinticinco estados han emitido la prohibición de detergentes con fosfatos y la lista sigue creciendo. Quince estados más se unieron a esta causa en 2010. Esas leyes nuevas están haciendo una diferencia. En Spokane, se reportó una disminución de 10.7 por ciento de fosfato proveniente de plantas de tratamiento de aguas residuales, que liberan el agua en el río Spokane, después que entró en su límite de fosfato.

## Consejos para un lavado más ecológico

- *Lea las etiquetas, busque las palabras "No contiene"*: Los fabricantes están obligados por la ley a listar lo que hay en el producto, pero las compañías ecológicas incluyen en sus etiquetas lo que sus productos no contienen, para personas con conciencia ambiental como usted. Busque productos "libre de fosfatos", "sin cloro", "libre de SLS" y "libre de NPE". Busque detergentes "biodegradables", y de origen vegetal y animal, y no los derivados del petróleo.

- *Compre detergentes concentrados*: Este tipo de detergentes ha reducido el empaquetado y dejan una huella menor de carbón (requieren menos espacio y combustible para transportarlos).

- *Compre detergentes de nuez:* Hechos a base de la fruta seca del árbol chino de jaboncillo (sapindus mukorrosi), jabones naturales usados por miles de años.

- *No lave ropa que no está sucia:* Con frecuencia ponemos en el cesto de ropa para lavar ropa que no está realmente sucia, y que podríamos usar otra vez antes de lavarla.

- *Lave y enjuague con agua fría.* Esta práctica ahorra electricidad (más o menos $100 al año) ya que el 90 por ciento de la energía necesaria para lavar la ropa es para calentar el agua.

- *Lave cargas completas de ropa.* Ahorra más energía.

- *Colgar la ropa para secarla.* Use un tendedero si le es posible (Movimiento "Right to Dry").

- *Utilice una tintorería ecológica.* La limpieza en seco es poco ecológica, porque se usan ingredientes corrosivos y cancerígenos, como el percloroetileno (conocido como "perc")

## Los contaminantes más comunes del agua potable

La presencia de estos contaminantes en el agua depende en gran parte de la situación geográfica donde se vive. El agua puede ser contaminada por heces fecales de humanos y animales, descarga de refinerías, efluentes de fábricas, corrosión de cañerías en el hogar, aguas contaminadas por el uso de fertilizantes, la fuga de tanques sépticos, la fuga de aguas residuales, la erosión de depósitos naturales, aguas contaminadas por la aplicación de herbicidas para cultivos, efluentes de plantas químicas y otras actividades industriales, al igual que por subproductos de la desinfección del agua potable, y aditivos usados para controlar microbios.

Al parecer también ciertos productos farmacéuticos podrían clasificarse como contaminantes del agua: antibióticos, antidepresivos, píldoras anticonceptivas, medicinas para convulsiones, para el tratamiento de cáncer, analgésicos, tranquilizantes y compuestos reductores de colesterol se han detectado en diferentes fuentes de agua. Estos provienen de fuentes obvias como industrias farmacéuticas, hospitales y otras instalaciones médicas, pero también de los hogares, como parte del excremento humano, al no ser metabolizados por completo, o cuando las personas se deshacen de medicamentos tirándolos por el inodoro. Muchos de esos medicamentos pasan intactos por el tratamiento convencional de aguas residuales, a los acueductos de agua fresca y lagos. Esos desechos farmacéuticos terminan en vertederos y rellenos de tierra, convirtiéndose en una amenaza para el agua subterránea subyacente.

Los productos farmacéuticos también entran al medio ambiente provenientes de animales de granja, que ingieren hormonas, antibióticos y medicamentos veterinarios (alrededor del 40 por ciento de los antibióticos producidos en Estados Unidos se le dan al ganado para su crecimiento). El estiércol que contiene trazas de esos productos farmacéuticos es esparcido en la tierra y puede ser llevado por agua de lluvia a lagos, aguas superficiales e incluso infiltrarse en las aguas subterráneas. También se ha encontrado en el agua, ingredientes activos o preservadores en los residuos de productos de cuidado personal, como cosméticos, artículos de higiene o fragancias. Algunos países han tomado medidas para prohibirlos. Se ha detectado también trazas de protector solar en lagos y peces.

Los investigadores Christian G. Daughton y Thomas A. Ternes reportaron en una revista de Salud Ambiental que la cantidad de productos farmacéuticos y de higiene personal que entran en el medio ambiente cada año es casi igual a la cantidad de pesticidas utilizados cada año. La preocupación sobre el impacto en la calidad del agua de estas sustancias químicas surgió en Europa hace más de una década, y desde entonces los científicos europeos han estado atentos a la contaminación farmacéutica de lagos, arroyos y aguas subterráneas, ya que un grupo de científicos ambientales alemanes encontró ácido clofíbrico, un medicamento que sirve para reducir el colesterol, en el agua subterránea de una planta de tratamiento de agua en su país.

Después encontrarían este mismo ácido en todas las aguas locales, más fenazona y fenofibrato, medicamentos utilizados para regular las concentraciones de lípidos en la sangre, y analgésicos como el ibuprofeno y el diclofenac. Otros investigadores europeos hallaron medicamentos de quimioterapia, antibióticos y hormonas en fuentes de agua potable.

En la década de 1990, Thomas A. Ternes, un químico alemán investigó los efectos ambientales de los medicamentos después de ser excretados, haciendo análisis de aguas residuales, aguas tratadas y ríos, y sorprendentemente encontró 30 de los 60 productos farmacéuticos más comunes en ellas, incluyendo drogas para reducir los lípidos, antibióticos, analgésicos, antisépticos, medicamentos para el corazón betabloqueante, residuos de medicamentos para controlar la epilepsia, y medicamentos que sirven como agentes de contraste para diagnóstico de rayos X. En una conferencia de la Asociación Nacional de Aguas Subterráneas en Norte América, el ingeniero civil Glen R. Boyd, informó la detección de drogas en el río Mississippi, Lago Ponchetrain y en el agua del grifo de Tulane. Boyd y su equipo encontraron en pruebas de aguas bajos niveles de ácido clofíbrico, el analgésico naproxeno y la hormona estrona.

¿Qué riesgos tiene la exposición crónica a concentraciones traza de productos farmacéuticos para los seres humanos o la vida silvestre? Algunos científicos creen que esto no plantea problemas a los seres humanos puesto que se encuentran en bajas concentraciones en el agua, pero otros científicos dicen que sus efectos sinérgicos y a largo plazo son desconocidos y aconsejan cautela. Les preocupa que muchos de estos fármacos son disruptores endocrinos, es decir, tienen el potencial de interferir con la producción de hormonas. Esto ha llamado la atención de los expertos en calidad del agua. Algunos consideran particularmente preocupante la liberación de antibióticos en el agua, pues temen que ésta pueda causar que las bacterias que causan enfermedades se vuelvan inmunes a los tratamientos, desarrollando enfermedades resistentes a los medicamentos.

La mayoría de estudios de productos químicos farmacéuticos en las aguas se han centrado sobre todo en animales acuáticos, pues la mayoría de científicos están de acuerdo en que la vida acuática es la que se encuentra en mayor riesgo, ya que su ciclo de vida, desde el nacimiento hasta la muerte, se produce dentro de las aguas potencialmente contaminadas con drogas. Por ejemplo, se culpa a los residuos de antidepresivos por la alteración de los niveles de esperma y los patrones de desove en la vida marina; asimismo, el estrógeno, la hormona sexual femenina, es el principal responsable de la deformación de los sistemas reproductivos de los peces (en Gran Bretaña se encontró la proteína vitelogenina, del óvulo femenino, en el plasma sanguíneo de la trucha varón en aguas bajo las plantas de tratamiento de aguas residuales. Este hallazgo parece ser consistente con lo que investigadores estadounidenses sospechan que se ha producido en aguas debajo de las plantas de tratamiento en las Vegas y Minneapolis, donde los peces carpa muestran los mismos efectos que el pescado británico).

**Acciones a tomar:**

- *Averigüe* qué contaminantes tiene el agua potable que usted bebe.

- *Es recomendable* tratar todo el suministro de agua que entra a la casa para quitarle la dureza y evitar la resequedad de la piel y el cabello. El agua se puede 'suavizar' con un sistema de filtración.

- *Use en la cocina* y las líneas de agua para los refrigeradores que suministran agua potable para consumo humano, filtros adicionales que eliminen bacterias y químicos indeseables para el cuerpo. La filtración de agua es un tópico que hay que estudiarlo detalladamente porque, aunque es importantísimo filtrar los químicos indeseables, el sistema debe dejar los minerales del agua que nuestro organismo necesita. Investigue las opciones en el mercado antes de invertir su dinero. Tome en consideración los contaminantes en el área en que usted vive y el riesgo que estos representan para su salud. Si por razones económicas no se puede comprar un sistema de filtración, existen otras opciones más económicas en el mercado.

- *No beba agua* directamente del grifo. Todas las aguas potables son tratadas con químicos y estos químicos hay que removerlos antes de beber el agua.

- *Use siempre agua filtrada* para beber. Instale o disponga de un sistema de filtración que remueva los contaminantes que se listan a continuación:

  o **Cadmio**. Produce daño renal, por la corrosión de tubos galvanizados, erosión de depósitos naturales, efluentes de refinerías de metales, escorrentía de las baterías y residuos de pinturas.

  o **Arsénico**. Produce lesiones en la piel, problemas de circulación e incrementa el riesgo de contraer cáncer. Es causado por la erosión de depósitos naturales, residuos líquidos de huertos, la escorrentía de residuos de vidrio y desechos electrónicos.

o **Cloro.** Irrita los ojos y la nariz y produce malestar estomacal. Es un aditivo del agua usado para controlar microbios.

o **Dióxido de cloro.** Produce anemia; tiene efectos negativos en el sistema nervioso de bebés y niños pequeños. Es un aditivo del agua usado para controlar microbios.

o **Cobre.** La exposición a corto plazo produce dolor gastrointestinal, y la exposición a largo plazo produce daño hepático o renal. Es causado por la corrosión de cañerías en el hogar y la erosión de depósitos naturales.

o **Cianuro.** Produce daño nervioso y problemas de tiroides. Es causado por efluentes de fábricas de acero y metal, y descargas de fábricas de plásticos e industrias de fertilizantes.

o **Fluoruro.** Produce enfermedades óseas (dolor y sensibilidad de los huesos); y manchas en los dientes a los niños. Se le agrega al agua para fortalecer los dientes, pero puede encontrarse en el agua por la erosión de depósitos naturales, y la descarga de fábricas de fertilizantes y aluminio.

o **Plomo.** Produce retrasos en el desarrollo físico o mental de bebés y niños, como déficits leves de atención y de su capacidad de aprendizaje. En los adultos produce problemas renales y presión arterial alta. Es causado por la corrosión de cañerías en el hogar, y la erosión de depósitos naturales.

- ○ **Mercurio** (inorgánico). Produce daño renal. Es producto de la erosión de depósitos naturales, efluentes de refinerías, fábricas, escorrentías de vertederos y tierras de cultivo.

- ○ **Nitrato y Nitrito.** Los bebés menores de seis meses que beben agua con exceso en nitratos pueden enfermarse gravemente y morir si no se les trata oportunamente. Produce dificultad para respirar y el síndrome del bebé azul. Se encuentra en aguas contaminadas por el uso de fertilizantes, fugas de tanques sépticos, aguas residuales, y la erosión de depósitos naturales.

# Apéndice

# Las Vitaminas

*Vitamina B₁:* La tiamina, aneurina o antiberibérica ayuda a obtener energía a partir de las grasas. Un leve déficit de esta vitamina produce cansancio, depresión, problemas de memoria y falta de concentración. La deficiencia de esta vitamina se conoce como Beriberi que se caracteriza por fatiga y alteraciones nerviosas en general. Puede producir degeneración neuronal, debilidad muscular, hipersensibilidad, pérdida de reflejos, insuficiencia cardiaca, falta de apetito, edemas, y en casos extremos, la muerte. Si el déficit es severo puede aparecer el síndrome de Korsakoff, caracterizado por la pérdida de memoria y confusión, o la encefalopatía de Wernicke, que produce trastornos oculares y confusión. No se conocen efectos secundarios por el consumo excesivo. La vitamina $B_1$ abunda en la cascarilla de cereales y legumbres, donde se encuentra en forma inactiva (tiamina), e interviene en el metabolismo de los neurotransmisores. Se encuentra también en productos integrales como la avena, el germen de trigo, las legumbres, y las nueces.

*Vitamina B₂:* También llamada riboflavina, ayuda a obtener energía y es importante para el mantenimiento de las mucosas y de la piel. La deficiencia de esta vitamina, aunque extraña, ocasiona dermatitis y lesiones en las mucosas (lengua, labios, córnea y, principalmente, en comisuras de la boca). La carencia de esta vitamina en la dieta provoca trastornos oculares como fotofobia (dolor ocular producido por la luz) y lagrimeo, así como alteraciones bucales, entre las que se encuentran la aparición de fisuras en la boca y el enrojecimiento de los labios. No se tienen registros de efectos nocivos por ingerirla en demasía. Se encuentra casi en todos los alimentos, pero principalmente en los lácteos, carne, pescado y aves.

*Vitamina B₃:* Conocida como niacina, ácido nicotínico, factor PP o vitamina anti pelagrosa, esta vitamina ayuda a obtener energía de los alimentos, mejora la circulación sanguínea y contribuye al mantenimiento de la piel, la lengua y los sistemas nervioso y digestivo. La deficiencia de vitamina $B_3$ produce una enfermedad conocida como Pelagra, la cual produce dermatosis, inflamación de la piel, alteraciones en el aparato digestivo, diarrea, y el deterioro del sistema nervioso. Cuando se hace necesario consumirla en dosis superiores a la cantidad diaria recomendada para controlar elevadas concentraciones de grasas en la sangre, puede provocar rubor intenso, lesiones del hígado, trastornos cutáneos, gota, úlceras y alteración en la tolerancia a la lactosa (azúcar de la leche). Se encuentra en alimentos obtenidos por fermentación con levaduras (requesón, cerveza) y en carnes, leche, ajonjolí y pescado.

*Vitamina B₅.* También llamada ácido pantoténico o vitamina W, es necesaria en la síntesis de hormonas anti estrés, el aprovechamiento de ácidos grasos, la formación de anticuerpos y transformación de sustancias tóxicas. Su déficit ocasiona el síndrome de los "pies ardorosos" (dolores, quemazón y palpitación en esas extremidades), y puede generar alteraciones nerviosas y circulatorias. Se encuentra en todas las carnes, vegetales y frutas. Su exceso no ocasiona daños.

*Vitamina B₆.* La piridoxina es necesaria para la producción de los neurotransmisores en el cerebro. Sus principales fuentes son el pollo, el pescado, verduras, patatas y cereales integrales. Al consumirse en grandes cantidades para aliviar problemas en tendones, nervios o tensión premenstrual, puede lesionar las terminaciones nerviosas e incluso la médula espinal. Junto con la vitamina $B_{12}$ ejerce una función protectora; se necesita para la formación de mielina, sustancia aislante que rodea los nervios en el cerebro y la médula espinal.

*La vitamina B₇.* Forma parte de los fosfolípidos de la membrana celular, es esencial para la síntesis y degradación de grasas y de ciertos aminoácidos. La biotina, conocida como vitamina H o vitamina B7, es una vitamina estable al calor, soluble en agua y alcohol y susceptible a la oxidación que interviene en el metabolismo de los hidratos de carbono, grasas, aminoácidos y purinas. Está presente en la mayoría de alimentos y sobre todo en la levadura de cerveza y la yema de huevo.

*Vitamina B₈.* También es conocida como vitamina H o biotina. Ésta interviene en las reacciones que producen energía y en la asimilación de ciertas grasas, es necesaria para el crecimiento y buen funcionamiento de la piel, el cabello, las glándulas sebáceas, sudoríparas y de tipo sexual. La deficiencia de esta vitamina genera dermatitis, dolores musculares, anemia y aumento de colesterol en la sangre. Se encuentra en las nueces, crema de cacahuate, frijoles, yema de huevo y coliflor. No se han reportado problemas por su consumo en demasía.

*Vitamina B₉.* Más conocida como el ácido fólico, interviene en la elaboración de la timidina, componente esencial del ADN y ARN y ayuda en la producción de células sanguíneas. En dosis 100 veces mayores a la cantidad requerida puede aumentar la frecuencia de las convulsiones en epilépticos y agravar lesiones neuronales en quienes sufren deficiencia de vitamina $B_{12}$. Su deficiencia deriva en la aparición de diversos síntomas neurológicos, como retrasos en el crecimiento o menor nivel de inteligencia (en lactantes y niños), así como trastornos de la memoria y atrofia cerebral (disminución de la masa cerebral) en la edad adulta. Esta vitamina es fundamental para mantener activas las conexiones neuronales y contrarrestar la muerte de células nerviosas en el cerebro a consecuencia del proceso de envejecimiento. La carencia de vitamina $B_9$ puede ser causada por un trastorno congénito no muy común. Ciertos medicamentos (como antiepilépticos y anticonceptivos) o una alimentación inadecuada también influyen negativamente sobre el nivel de esta vitamina, pudiendo resultar en pérdida de memoria o depresión. Los alimentos con mayor contenido en ácido fólico son las verduras de hoja ancha como espinacas y acelgas, hortalizas como el tomate y la lechuga, leguminosas, huevos, levadura de cerveza y guisantes.

*Vitamina B₁₂.* Llamada cobalamina, interviene también en la síntesis de ADN, ARN y proteínas, así como en la formación de glóbulos rojos y en mantener la reserva energética de los músculos. Su deficiencia ocasiona disminución y anormalidad en la formación de glóbulos rojos. En casos de deficiencia extrema puede presentarse psicosis, degeneración nerviosa, alteración del ciclo menstrual, ulceraciones en la lengua y excesiva pigmentación en las manos en personas de color. La causa más frecuente de déficit de vitamina $B_{12}$ es la anemia perniciosa. Se encuentra sólo en alimentos de origen animal, como carnes rojas, pollo, pescado, huevo y productos lácteos, por lo que es común que la gente vegetariana padezca esta hipovitaminosis. No se han reportado efectos por su consumo excesivo.

*Vitamina C.* El ácido ascórbico o antiescorbútico es un agente antioxidante que también ayuda a la generación de tejidos, estimula la defensa contra infecciones y es indispensable en la producción de hormonas anti estrés producidas por las glándulas suprarrenales. Esta vitamina es esencial para la síntesis de colágeno que forma parte de la estructura de los vasos sanguíneos, ligamentos, tendones y huesos. Aunque cada vez menos común, su carencia genera escorbuto, padecimiento caracterizado por piel áspera, reseca y descamativa, disminución de la tasa de cicatrización de heridas, tendencia a la formación de hematomas, sangrados en encías y nasales, debilitamiento del esmalte de los dientes, dolor e inflamación de las articulaciones, anemia, disminución de la capacidad para combatir infecciones, posible aumento de peso por el metabolismo lento y en casos extremos la caída de dientes. También pueden presentarse hemorragias en los vasos capilares que se vuelven frágiles, y mayor propensión a las infecciones. Su ingesta en grandes cantidades puede ocasionar litiasis (presencia de cálculos o piedras en el interior de los riñones o vías urinarias), diarrea y trastornos intestinales. Los estudios en este sentido no son concluyentes, pero se aconseja que las personas con tendencia a formar cálculos renales no ingieran cantidades mayores a la ingesta diaria recomendada. Es abundante en cítricos, hortalizas y leche.

*Vitamina A.* Conocida como retinol, betacaroteno o antixeroftálmica, es un antioxidante que elimina radicales libres (moléculas que aceleran el envejecimiento de las células), frena el deterioro de tejidos y es imprescindible para la regeneración de la rodopsina, (sustancia clave para los ojos). La deficiencia de vitamina A se conoce como retinolismolosis, que ocasiona crecimiento lento en niños y jóvenes, opacidad de la córnea y ceguera nocturna, sequedad en los ojos, en la piel y afecciones diversas de las mucosas. Su consumo excesivo produce descamación de la piel, caída del cabello, debilidad, ahogo y vómito. También produce trastornos como alteraciones óseas e inflamación y hemorragias en diversos tejidos. Esta vitamina se obtiene del aceite de hígado de bacalao, anchoas, sardina, yema de huevo, leche y mantequilla.

*Vitamina D.* También conocida como calciferol o antirraquítica, regula la absorción intestinal del calcio y el fósforo y, por lo tanto, la estabilidad ósea. Su deficiencia ocasiona perturbaciones en la formación de los huesos de los niños (raquitismo), y reblandecimiento óseo en adultos (osteomalacia), y caries dentales. Si se encuentra en exceso en el organismo genera trastornos digestivos (vómito o diarrea), así como acumulación de calcio en riñón, hígado, corazón u otros órganos. Algunos alimentos ricos en esta vitamina son: atún, sardina, salmón, arenque, hígado, leche y huevo, y el tomar baños de sol, pues el organismo humano la elabora con ayuda de los rayos ultravioleta.

*Vitamina E.* Se denomina también tocoferol o entiestéril; tiene capacidad antioxidante, y protectora para ciertas moléculas de grasa. La falta de vitamina E ocasiona envejecimiento a nivel celular; puede ocasionar anemia hemolítica (destrucción de los glóbulos rojos de la sangre), degeneración muscular y desórdenes en la reproducción. Los vegetales de hoja verde, aceite de oliva, aguacate, cereales, yema de huevo, mantequilla, zanahoria y plátano son ricos en ella.

*Vitamina K.* Llamada naftoquinona, fitomenadiona o antihemorrágica, participa en el mecanismo de coagulación de la sangre. La flora bacterial la produce en cantidades suficientes por lo que no se requiere gran consumo. Su deficiencia ocasiona hemorragias nasales, en el aparato digestivo o el génito-urinario. Las comidas ricas en esta vitamina son: los vegetales de hoja verde (espinacas, coles, lechuga, brócoli), raíces comestibles, frutas, semillas (ajonjolí, chícharo) y derivados de pescados (aceites).

# Los Minerales

### El Calcio

*Función:* Estabiliza las paredes vasculares y por tanto promueve la irrigación efectiva de los nervios. Mantiene un óptimo nivel de coagulación de la sangre y provoca la liberación de neurotransmisores en el cerebro, lo que es importante para el flujo de información entre las células nerviosas. Trabaja en conjunción con el magnesio, el fósforo y la vitamina D para formar y mineralizar huesos y dientes. Este balance es esencial. También es vital para el funcionamiento de los nervios, la actividad de las enzimas, contracción muscular, y en conjunción con la vitamina K, es necesaria para la circulación de la sangre y la curación de las heridas. Su absorción es reducida en presencia del ácido fítico (cereales) y de ácido oxálico (espinacas).

*Deficiencia:* Calambres musculares, espasmos, nerviosos, reblandecimiento y debilidad ósea, fracturas, osteoporosis y debilidad muscular. Retrasa el crecimiento en la niñez.

*Fuentes:* Leche y productos lácteos, quesos, yogurt, pescados pequeños, sardinas, legumbres, hortalizas de hoja verde, berros, semillas de ajonjolí y perejil, almendras, tofú, pan entero de trigo, semillas de girasol, frutos secos, algas, judías cocidas, brócoli, semillas de sésamo, habichuelas, nabos, levaduras, y la avena.

*Toxicidad:* Estreñimiento, riesgo de formación de cálculos renales, disfunción renal, e interferencia de absorción de otros minerales.

### El Fósforo

*Función:* Mineralización de huesos y dientes. Proporciona reacciones energéticas y lleva una parte fundamental en la formación de proteínas y material genético. Interviene en el balance del pH.

*Deficiencia:* Debilidad muscular. Es rara ya que es un mineral presente en prácticamente todos los alimentos, sobre todo en los alimentos ricos en calcio. Puede inducirla un consumo excesivo de antiácidos. Su exceso causa deficiencia de calcio en el cuerpo.

*Fuentes:* Este oligoelemento lo podemos encontrar en el pescado, cereales y carne. Constituye huesos y dientes. Hígado de cerdo, bacalao seco, atún en aceite, sardinas en aceite, lenguado, merluza, gambas, pollo, huevo y yogur, extracto de levadura, nueces, harina entera de trigo, judías, pan, lentejas, verduras verdes, frutos secos, setas, tubérculos (patatas, boniatos, etc.)

*Toxicidad:* Calcificación de tejidos no esqueléticos, particularmente los riñones.

### El Potasio

*Función:* Mantiene el balance de fluidos y electrolitos. El potasio potencia la actividad del riñón ayudando en la eliminación de toxinas. Esencial en el almacenamiento de carbohidratos y su posterior conversión en energía. Ayuda a mantener un ritmo cardíaco adecuado y una presión arterial normal. Es un mineral esencial para la transmisión de todos los impulsos nerviosos.

*Deficiencia:* Debilidad muscular, fatiga, mareo y confusión. La mayoría de las dietas contienen suficiente cantidad de potasio, aunque aquellos que consumen grandes cantidades de café, alcohol o alimentos salados pueden alcanzar cierta deficiencia de potasio.

*Fuentes:* Comidas integrales, carnes, leche, judías, frutas frescas y secas, pan integral, nueces, legumbres, cereales, vegetales de hoja verde, y patatas.

*Toxicidad:* Debilitamiento muscular y vómito.

### El Sulfato

*Función:* Estabiliza las proteínas. Forma parte de las vitaminas, biotina, tiamina y de la hormona insulina. Participa en el metabolismo de grasas e hidratos de carbono.

*Fuentes:* Carne, pescado, queso, huevos, legumbres, ajo y cebolla.

*Deficiencia:* Es muy rara. Pero su carencia en el organismo puede producir un retraso en el crecimiento.

*Toxicidad:* No es conocida. Primero ocurriría la deficiencia proteínica.

### El Sodio

*Función:* Se utiliza habitualmente para conservar los alimentos por lo que puede haber grandes dosis del mismo en los alimentos enlatados, congelados y otros alimentos pre-envasados. Se adhiere al cloro para formar sal, un componente esencial en los fluidos del cuerpo, circulando fuera de las células, y en la sangre y en el ácido hidroclórico en el estómago. Trabaja en combinación con el potasio, manteniendo el agua y los ácidos en sus balances correctos con el cuerpo. Hidrata correctamente el organismo y regula la actividad de los nervios y los músculos.
*Fuentes:* Verduras verdes, brotes de alfalfa, lentejas, frutos secos, zanahorias, sal, y queso.

*Deficiencia:* Su deficiencia causa calambres musculares y deshidratación en el cuerpo.

*Toxicidad:* Demasiado sodio puede causar una multitud de problemas del corazón y crear otros riesgos para la salud. Su exceso causa retención de fluidos, daña los riñones e incrementa la presión sanguínea.

### El Cloro

*Función:* Mantiene el balance de fluidos y electrolitos. Forma parte del ácido hidroclórico en el estómago que es necesario para la buena digestión.

*Deficiencia:* No ocurre muy a menudo. Su deficiencia causa calambres musculares y deshidratación en el cuerpo.

*Fuentes:* Sal, aceitunas, algas, y moderadamente en las carnes, la leche y los huevos.

*Toxicidad:* Su exceso causa vómitos

### El Magnesio

*Función:* Mineralización de huesos. Mantiene el balance de fluidos y electrolitos. Su función es disminuir el deseo de los azúcares y el drenaje del agua, además actúa en la irritabilidad, cansancio, calambres, palpitaciones y preserva la tonicidad de la piel. Tiene un papel esencial en la contracción y la relajación muscular, mejorando la salud cardiovascular. Activa gran variedad de enzimas y participa en la estabilización molecular. Mantiene los huesos, articulaciones, cartílagos y dientes en buen estado. El magnesio garantiza que el organismo y el cerebro dispongan de la energía que necesitan.

*Deficiencia:* Su carencia puede desencadenar irritabilidad muscular y nerviosa, problemas de concentración, trastornos de sueño, debilidad, hipertensión y convulsiones. Las deficiencias de magnesio suelen ir asociadas a otras carencias nutricionales, derivadas en muchos casos de dietas ricas en alimentos congelados y procesados.

*Fuentes:* Se localiza en cereales, nueces, frutos secos, agua mineral con magnesio, chocolate, almendras, búlgaros, cacahuates, pan entero, carnes, germen de trigo, azúcar morena, almendras, nueces, semillas de sésamo, higos secos y hortalizas de hoja verde.

*Toxicidad:* Diarrea, deshidratación, y alcalosis (carencia extrema o pérdida de potasio).

A continuación, los minerales traza:

## El Hierro

*Función:* El hierro es un componente de muchas enzimas que intervienen en reacciones químicas en todo el organismo. Es también un componente de la hemoglobina (alrededor de un 75% de la sangre), la cual permite a los glóbulos rojos transportar el oxígeno en la sangre hasta cada una de las células de nuestro cuerpo. También es imprescindible para la síntesis de hormonas y neurotransmisores en el cerebro.

*Deficiencia:* La falta de hierro es la deficiencia nutricional más frecuente en el mundo, produciendo anemia, descenso de la capacidad de concentración y de memoria, fatiga, depresión, palpitaciones, baja resistencia a las infecciones y a las enfermedades. Una alimentación inadecuada, así como las hemorragias, que provocan una pérdida de hierro, producen una deficiencia que se debe tratar con suplementos de este mineral. Es probable que esta deficiencia se produzca durante el embarazo debido a que la madre debe suministrar una gran cantidad de hierro al feto en desarrollo. Las niñas adolescentes en proceso de crecimiento y que comienzan a menstruar corren el riesgo de desarrollar anemia provocada por la deficiencia de hierro si siguen dietas que excluyen fuentes proteínicas. Cuando las reservas de hierro del cuerpo se agotan, se desarrolla la anemia. Los síntomas incluyen palidez, uñas con forma de cuchara (una deformidad en la que las uñas son delgadas y cóncavas), debilidad con disminución de la función muscular y alteraciones en la conducta cognoscitiva.

*Fuentes:* Algunos de los alimentos que destacan por su alto contenido de hierro son la carne roja, las pipas de calabaza, las espinacas, los copos de avena y las alubias blancas. Lo encontramos en el hígado, ostras, moluscos, carnes rojas, pollo, pescado y cerveza; los cereales y los frijoles son buenas fuentes vegetales. Hígado, carne magra, sardinas, yema de huevo, vegetales de hoja verde, dátiles, higos secos y cereales, enriquecidos, lentejas, avena, ciruelas, pasas, pan entero de trigo, albaricoques, higos, granadas, semillas de sésamo, germen de trigo, judías de soja, coco, cereales de trigo, tofú, perejil, salvado, avellanas, habichuelas...

*Toxicidad:* El exceso de hierro es tóxico y provoca vómitos, diarrea y lesiones intestinales.

## El Zinc

*Función:* Es importante para el metabolismo al estar contenido en muchas enzimas, y está asociado con la hormona insulina. Su función dentro del organismo es la de acelerar la cicatrización de las heridas, favorecer en el crecimiento del feto en mujeres embarazadas, participar en la formación del colágeno y de la elastina de la dermis, favorecer el tránsito intestinal y participar en el buen funcionamiento de la próstata y de los ovarios. El zinc es vital para el crecimiento, regula el desarrollo sexual, la producción de insulina y las resistencias naturales, además de los desarrollos epidérmico y capilar.

*Deficiencia:* Cuando su nivel es insuficiente, pueden aparecer hiperactividad y agresividad, así como dificultades en el aprendizaje, y retardo en el crecimiento. La ausencia de zinc debilita el sistema inmunitario. Conduce a la pérdida de peso, cabello y apetito, problemas cutáneos, cicatrización de las heridas, lesiones de la vista, líbido bajo, pérdida de gusto y olfato. Puede ser un factor en el caso de constantes dietas para adelgazar.

*Fuentes:* El germen de trigo, legumbres, frutos secos, semillas de girasol, carnes rojas, pollo, huevos, papas, leche, productos lácteos, frijoles, granos, nueces, pan integral y queso.

*Toxicidad:* Las grandes cantidades de zinc, por lo general adquiridas por el consumo de alimentos ácidos o bebidas envasadas en latas con revestimiento de zinc (galvanizadas), pueden producir un sabor metálico; produce vómitos y problemas en el estómago. La ingestión de 1 gramo o más puede ser mortal. Pérdida de apetito, niveles bajo de HDL, cobre y hierro.

### El Cobre

*Función:* El cobre es un componente de una variedad de enzimas necesarias para la producción de energía, la anti oxidación, la síntesis de la hormona adrenalina y la formación del tejido conjuntivo. Previene las infecciones de las vías respiratorias y el reumatismo, ayuda en la aceleración de la síntesis de la queratina. Es necesitado por el hierro para la formación de hemoglobina, envuelto en la formación del pigmento melanina que colorea la piel y el cabello, esencial para la utilización de la vitamina C.

*Deficiencia:* Anemia, anormalidades en los huesos, pérdida del color del cabello, pérdida del sentido del gusto, y ascenso de la presión sanguínea.

*Fuentes:* judías, cereales, granos, verduras, setas, harina entera de trigo, nueces, legumbres, semillas, frutos secos, pan, extracto de levadura, coco, frijoles, cereales, frutos y carne de pollo

*Toxicidad:* Daña el hígado. El cobre que no está unido a una proteína es tóxico. El consumo de cantidades relativamente pequeñas de cobre libre puede provocar náuseas y vómitos. Los alimentos ácidos o las bebidas que están en contacto prolongado con recipientes, tubos o válvulas de cobre pueden estar contaminados con cantidades pequeñas de este metal. Si se ingieren involuntariamente grandes cantidades de sales de cobre no unido a proteínas, o si se usan compresas saturadas con una solución de sal de cobre para curar grandes zonas de piel quemada, puede absorberse una cantidad suficiente para lesionar los riñones, inhibir la producción de orina y causar anemia debido a la destrucción de glóbulos rojos (hemólisis).

### El Manganeso

*Función:* Actúa como un cofactor para de muchas enzimas que facilitan el metabolismo de carbohidratos, lípidos, y amino ácidos. Asiste en la formación de huesos.

*Deficiencia:* Su deficiencia produce pérdida de peso, dermatitis y náuseas.

*Fuentes:* Nueces, granos integrales, almendras, legumbres, frutas secas, pescados, cereales no refinados y vegetales de hojas verdes.

*Toxicidad:* La intoxicación con manganeso es frecuente sólo en personas que trabajan en las minas y refinan minerales de manganeso. La exposición prolongada provoca lesiones nerviosas, con síntomas que se parecen al parkinsonismo **(temblores y dificultad en los movimientos).**

### El Yodo

*Función:* El yodo es necesario para la síntesis de las hormonas tiroideas. Aproximadamente un 80 por ciento del yodo del cuerpo se encuentra en la glándula tiroides, sobre todo en las hormonas tiroideas. Regula el metabolismo. Se necesita para tener un cabello, piel, uñas saludables, y un correcto crecimiento.

*Deficiencia:* En áreas donde hay poco yodo en la dieta (lejos del mar) la deficiencia de yodo puede causar hipotiroidismo (disminución de los niveles de hormonas tiroideas en el plasma sanguíneo), cuyos síntomas incluyen fatiga extrema, bocio (el agrandamiento de la glándula tiroides), retardo mental, depresión, ganancia de peso, pobre circulación sanguínea, engordamiento, piel y cabello seco, disminución del metabolismo basal y disminución de la temperatura basal (hipotermia). En mujeres embarazadas puede producir abortos y deformidades fetales, así como retardo mental posterior en los niños. Existen dos enfermedades causadas por la deficiencia de yodo severa, estas son el cretinismo y el bocio. Cretinismo está asociado con retardo mental, retardo del crecimiento corporal, rigidez muscular, convulsiones, sordomudez, enanismo, poco desarrollo mental, y estrabismo.

*Fuentes:* Verduras verdes, sal marina, algas, pan integral, productos lácteos, cebollas, cereales y algas.

*Toxicidad:* Baja actividad de la glándula tiroides, aumento de la tasa metabólica basal, apetito voraz, sed, pérdida de peso, debilidad general, intolerancia al calor, nerviosismo, problemas cardíacos entre otros.

### El Selenio

*Función:* El selenio actúa junto con la vitamina E como antioxidante, ayudando a nuestro metabolismo a luchar contra la acción de los radicales libres (envejecimiento). Ayuda a protegernos contra el cáncer, preserva la tonicidad de la piel, además de mantener en buen estado las funciones hepáticas, cardíacas y reproductoras. Regula la hormona tiroidea.

*Deficiencia:* Es rara, aunque puede darse en zonas donde la tierra no contiene suficiente cantidad de este mineral. Puede producir dolor muscular e incluso miocardiopatías. Se han llevado a cabo estudios que relacionan áreas geográficas con menores cantidades de selenio en los alimentos con una mayor incidencia de cáncer.

*Fuentes:* Vegetales, carne, pescado, ajo, cebolla, germen de trigo, cereales integrales y productos lácteos. Las verduras dependerán de la tierra en la que se cultivan.

*Toxicidad:* Los síntomas son náuseas y vómitos, caída del cabello y de las uñas, erupción cutánea y lesiones nerviosas. Aliento con olor a ajo.

### El Flúor

*Función:* Una de sus principales funciones es la formación de huesos y dientes. Ayuda a prevenir la caries dental

*Deficiencia:* Causa las caries dentales.

*Fuentes:* Lo encontramos en el agua y el té.

*Toxicidad:* Ocasiona la fluorosis que es el descoloramiento de los dientes. La fluorosis dental que también recibe el nombre de Diente Veteado o Moteado, es una anomalía estructural del esmalte que se forma debido a la ingestión de agua con alto contenido de flúor durante el período de formación del esmalte.

# Referencias

The US National Library of Medicine

The National Institutes of Health

The Acid Alkaline Food Guide by Dr. Susan E. Brown

*La Oración.* Guillermo Maldonado.

*Los Decretos de Jehová te Liberan.* Ana Maldonado.

*La Doctrina de Cristo.* Guillermo Maldonado.

*The Matrix and the Matrix Regulation.* (1970) Dr. Pischinger Anatomo-Patólogo, Austria.

*www.mercola.com* - Dr. Mercola website

Spiegel K, Leproult R, L'Hermite-Balériaux M, Copinschi G, Penev P and Van Cauter E. *Impact of sleep duration on the 24-hour leptin profile: Relationships with sympathovagal balance, cortisol and TSH.* J Clin Endocrinol Metab, 89(11):5762-5771, November 2004.

*Detoxification and Healing.* Sidney Baker.

*The UltraMind Solution.* Mark Hyman.

*The Vegetarian Hypothesis.* Lierre Keith

*sott.net*

*http://www.naturalnews.com/028036_coffee_antioxidants.html*

*The Memory Solution.* Dr. Julian Whitaker. Page 261

*http://articles.mercola.com/sites/articles/archive/2010/01/30/if-you-drink-coffee-make-sure-it-is-organic.aspx*
*The Unofficial Guide to Beating Stress.* Pat Goudey. Page 136

*https://elproyectomatriz.wordpress.com/2010/07/15/teflon-only-by-dupont/*

*The Poisoning of America* by Ed Magnuson; J. Madeleine, Time Magazine. Nov 1980

*http://www.time.com/time/magazine/article/0,9171,952748,00.html#ixzz1Ue3JFq9q*

*https://elproyectomatriz.wordpress.com/2010/07/15/teflon-only-by-dupont/*

*How Vaccinations Work.* Philip F. Incao, M.D. May 5, 1999. Updated 2006

Campaign for Safe Cosmetics: *www.safecosmetics.org*

Skin Deep Database, Environmental Working Group: *www.cosmeticsdatabase.com*

Not So Sexy: The Health Risks of Secret Chemicals in Fragrance (2010): *www.safecosmetics.org*

Phasing Out the Toxic Trio: A Review of Popular Nail Polish Brands (2009): *www.safecosmetics.org*

Not Too Pretty (2002 phthalates report) and A Little Prettier (2008 update): *www.nottoopretty.org*

Nano-Sunscreens: Not Worth the Risk, Friends of the Earth (2009): *www.foe.org/nano-sunscreens-not-worth-risk*

The Beast of Beauty: Toxic Ingredients in Cosmetics, Breast Cancer Action Montreal: *www.bcam.qc.ca*

Femme Toxic: *www.femmetoxic.com*

What's Inside? That Counts, David Suzuki Foundation: *www.davidsuzuki.org*

Cancer Prevention Coalition: *www.preventcancer.com*

Prevent Cancer Now (Canada): www.preventcancernow.ca

DIY Recipes, Safe Cosmetics Campaign: *www.safecosmetics.org/article.php?id=233*

Cosmetics you make yourself: *www.evalu8.org/browse/161*

*http://www.chemicalbodyburden.org/cs_phthalate.htm*

*http://www.mayoclinic.org/healthy-living/nutrition-and-healthy-eating/expert-answers/bpa/faq-20058331*

*http://www.elevateyourselftowellness.com/Pharmaceuticals_In_Our_Water_Supplies.pdf*

*www.maximizedliving.com*

*Maximized Living Planes Nutricionales* by Ben Lerner

*Maximized Metabolix* by Ben Lerner

*The Cancer Killer* by Dr. Charles Major and Dr. Ben Lerner

¿Qué comería Jesús? por Dr. Don Colbert

www.ingramcontent.com/pod-product-compliance
Lightning Source LLC
Chambersburg PA
CBHW060842280326
41934CB00007B/890